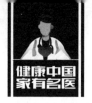

健康中国
家有名医

特应性皮炎 诊断与治疗

总主编　王韬 教授

中国科普作家协会　医学科普创作专委会主任委员

主审 —— 李　斌

主编 —— 史玉玲　丁杨峰

上海科学技术文献出版社
Shanghai Scientific and Technological Literature Press

图书在版编目（CIP）数据

特应性皮炎诊断与治疗 / 史玉玲，丁杨峰主编 . —上海：上海
科学技术文献出版社，2023

（健康中国·家有名医丛书）
ISBN 978-7-5439-8537-7

Ⅰ.①特… Ⅱ.①史…②丁… Ⅲ.①特应性皮炎—诊疗—
普及读物 Ⅳ.① R758.29-49

中国版本图书馆 CIP 数据核字 (2022) 第 038324 号

选题策划：张 树
责任编辑：苏密娅
封面设计：留白文化

特应性皮炎诊断与治疗
TEYINGXING PIYAN ZHENDUAN YU ZHILIAO
主审 李 斌 主编 史玉玲 丁杨峰
出版发行：上海科学技术文献出版社
地 址：上海市长乐路 746 号
邮政编码：200040
经 销：全国新华书店
印 刷：商务印书馆上海印刷有限公司
开 本：650mm×900mm 1/16
印 张：9.25
字 数：93 000
版 次：2023 年 1 月第 1 版 2023 年 1 月第 1 次印刷
书 号：ISBN 978-7-5439-8537-7
定 价：38.00 元
http://www.sstlp.com

"健康中国·家有名医"丛书总主编简介

王 韬

上海市同济医院急诊医学部主任兼创伤中心主任，上海领军人才，全国创新争先奖状、国家科技进步奖二等奖获得者，国家健康科普专家库首批成员，中国科协辟谣平台专家，国家电影局科幻电影科学顾问，中国科普期刊分级目录专家委员会成员，中国科普作家协会医学科普创作专委会主任委员，中华医学会《健康世界》杂志执行副总编。

特应性皮炎诊断与治疗
作者简介

史玉玲

    主任医师，教授，博导，上海市皮肤病医院副院长，同济大学医学院银屑病研究所所长。上海市皮肤病医院银屑病诊疗中心和特应性皮炎诊疗中心学科带头人，中国医师协会皮肤科医师分会常委兼总干事，亚洲银屑病学会理事，中华医学会皮肤性病学分会银屑病学组副组长。专注炎症性皮肤疾病的基础和临床研究，主持5项国家自然科学基金项目。获得上海市教委"科研创新计划"自然科学重大项目、上海市促进市级医院临床技能与临床创新三年行动计划重大临床研究项目等多项课题资助。发表SCI期刊论文90余篇，最高影响因子93.3357分，以通信作者在多种具有较高国际影响力的学术期刊上发表多篇学术论文。获上海市"优秀学术带头人"、上海市卫生系统"优秀学科带头人"、"中国皮肤科优秀中青年医师"、上海市"医务工匠"、上海市"巾帼建功标兵"、上海市"三八红旗手"等荣誉称号。

丁杨峰

主任医师，副教授，硕士生导师，上海市皮肤病医院皮肤内科主任、银屑病及特应性皮炎诊疗中心主任。同济大学银屑病研究所副所长，中华医学会皮肤性病学分会银屑病学组委员，中国中西医结合学会皮肤性病学分会银屑病学组委员，中国医学装备协会皮肤病与皮肤美容分会特应性皮炎生物疗法专家委员会委员。研究方向为银屑病及特应性皮炎的临床与免疫治疗，参与及主持近10项国家自然科学基金、上海市科委及卫生健康委课题项目。发表论文50余篇，其中SCI收录30余篇，参编专著3部。作为学科带头人负责多项国际及国内多中心临床药物试验。负责银屑病及特应性皮炎相关课题10余项，承担银屑病及特应性皮炎相关临床药物试验50余项。

"健康中国·家有名医"丛书编委会

丛书总主编：

王　韬　　上海市同济医院急诊医学部兼创伤中心主任、
　　　　　主任医师、教授

丛书副总主编：

方秉华　　上海市公共卫生临床中心党委书记、主任医师、教授

唐　芹　　中华医学会科普专家委员会副秘书长、研究员

丛书编委：

马　骏　　上海市同仁医院院长、主任医师

卢　炜　　浙江传媒学院电视艺术学院常务副院长、党委副书记

冯　辉　　上海中医药大学附属光华医院副院长、主任医师

许方蕾　　上海市同济医院护理部主任、主任护师

李本乾　　上海交通大学媒体与传播学院院长、教育部"长江学者"
　　　　　特聘教授

李江英　　上海市红十字会副会长

李春波　　上海交通大学医学院附属精神卫生中心副院长
　　　　　上海交通大学心理与行为科学研究院副院长、主任医师

吴晓东　　上海市医疗急救中心党委书记

汪　妍　　上海电力医院副院长、主任医师

汪　胜　　杭州师范大学护理学院党总支书记兼副院长、副教授

宋国明　　上海市第一人民医院党委副书记、纪委书记、副研究员

张春芳　　上海市浦东新区医疗急救中心副主任

张雯静　　上海市中医医院党委副书记、主任医师

苑　杰　华北理工大学冀唐学院院长、主任医师、教授
罗　力　复旦大学公共卫生学院党委书记、教授
周行涛　复旦大学附属眼耳鼻喉科医院院长、主任医师、教授
唐　琼　上海市计划生育协会专职副会长
陶敏芳　上海市第八人民医院院长、主任医师、教授
桑　红　长春市第六医院主任医师、教授
薄禄龙　海军军医大学第一附属医院麻醉科副主任、副主任医师、副教授

本书编委

孙　耒　高芸璐　陈文娟　李星子　吴　敏
张　怡　陈福娟　李　斌　虞英媛

总　序

　　近日，中共中央办公厅、国务院办公厅印发了《关于新时代进一步加强科学技术普及工作的意见》，从加强科普能力建设、促进科普与科技创新协同发展等七个方面着重强调了科普是国家和社会普及科学技术知识、弘扬科学精神、传播科学思想、倡导科学方法的活动，是实现创新发展的重要基础性工作。这是对新时代科普工作提出新的明确要求，是推动新时代科普创新发展的重大契机。为响应号召，推进完成在科普发展导向上强化战略使命、发挥科技创新对科普工作的引领作用、发挥科普对于科技成果转化的促进作用的三大重要科普任务；促进我国科普事业蓬勃发展，营造热爱科学、崇尚创新的社会氛围，构建人类命运共同体，上海科学技术文献出版社特此策划推出"健康中国·家有名医丛书"。

　　健康是人最宝贵的财富，然而疾病是其绕不开的话题。随着社会发展，在人们物质水平提高的同时，这让更多人认识到健康的重要性，激发了全社会健康意识的觉醒。对健康的追求也有着更高的目标，不再局限于简单的治已病，而是更注重"未病先防、既病防变、愈后防复"。多方面的因素使得全民健康成为"热门"话题。

　　现代社会快节奏和高强度的生活方式，使我们常常处于亚健康状态。美食诱惑、运动不足、嗜好烟酒，往往导致肥胖，诱发高血压、高血脂、高血糖、高尿酸乃至冠心病、脑卒中，甚至损伤肺功能，造成肾功能衰退，而久病卧床又会造成肺炎、压疮、下肢血管栓塞等衍生疾病……凡此种种，严重影响人们的健康生活。

　　"经济要发展，健康要上去"，是每个老百姓的追求。"健康中

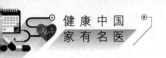
国"不是一个口号，也不是一串数字。人民健康是民族昌盛和国家富强的重要标志，健康是人们最具普遍意义的美好生活需要。该丛书遴选临床常见病、多发病，为广大读者提供一套随时可以查阅的医学科普读物。

这套丛书，为广大读者提供一份随时可以查阅的医学手册，帮助读者了解与疾病预防治疗相关的各类知识，探索疾病发生发展的脉络，为找寻最合适的治疗方法提供参考。为全社会健康保驾护航，让大众更加关注基础疾病的治疗，提高机体免疫力。在为患者答疑解惑的同时，也传递了重要的健康理念。

本丛书秉承上海科学技术文献出版社曾经出版的"挂号费"丛书理念，作为医学科普读物，为广大读者详细介绍了各类常见疾病发病情况，疾病的预防、治疗，生活中的饮食、调养，疾病之间的关系，治疗的误区，患者的日常注意事项等。其内容新颖、系统、实用，适合患者、患者家属及广大群众阅读，对医生临床实践也具有一定的参考价值。本丛书版式活泼大气、文字舒展，采用一问一答的形式，逻辑严密、条理清晰、方便阅读，便于读者理解；行文深入浅出，对晦涩难懂的术语采用通俗表达，降低阅读门槛，方便读者获取有效信息，是可以反复阅读、随时查询的家庭读物，宛若一位指掌可取的"家庭医生"。

本丛书诚邀上海各三甲医院专科医生担任主编撰稿，每册书十万余字，一病一书，精选最为常见和患者最为关心的内容，删繁就简，避免连篇累牍又突出重点。本套"健康中国·家有名医"丛书在2020年出版了第一辑21册，现在第二辑27册也顺利与广大读者见面了。

这是一份送给社会和大众的健康礼物，看到丛书出版，我甚是欣慰。衷心盼望丛书可以让大众更了解疾病、更重视健康、更懂得未病先防，为健康中国事业添砖加瓦。

2022 年 10 月

目　录

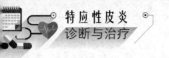

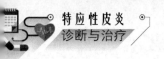

特应性皮炎的发病原因

特应性皮炎是一种什么样的病

特应性皮炎(Atopic Dermatitis, AD)是一种慢性、复发性、炎症性皮肤病,原称"异位性皮炎""遗传过敏性皮炎",是一种与遗传过敏体质有关的慢性炎症性皮肤病,表现为瘙痒、多形性皮损并有渗出倾向,常伴发哮喘、过敏性鼻炎。"异位性"(atopy)本身的含意是:①常有易患哮喘、过敏性鼻炎、湿疹的家族倾向;②对异种蛋白质过敏;③血清中 IgE 水平升高;④外周血中嗜酸性粒细胞增多。由于患者常合并过敏性鼻炎、哮喘等其他特应性疾病,故被认为是一种系统性疾病。特应性皮炎患者往往有剧烈瘙痒,严重影响患者的生活质量。

特应性皮炎的流行病学特征如何

过去 30 年全球范围内特应性皮炎患病率逐渐增加,发达国家儿童特应性皮炎患病率达 10%～20%。我国特应性皮炎患病率的增加晚于西方发达国家和日本、韩国,但近 10 年来增长迅速。1998 年我国采用 Williams 诊断标准进行的流行病学调查显示,学龄期青少年(6～20 岁)特应性皮炎的总患病率为 0.7%,

2002 年 10 城市学龄前儿童(1～7 岁)的患病率为 2.78%，2012
年上海地区 3～6 岁儿童患病率达 8.3%。2014 年，采用临床医
生诊断标准，我国 12 个城市 1～7 岁儿童特应性皮炎患病率达到
12.94%，1～12 个月婴儿特应性皮炎患病率达 30.48%。特应性
皮炎以反复发作的慢性湿疹样皮疹为主要表现，伴有显著的皮
肤干燥和瘙痒。随着生活方式和环境的改变，十余年间我国特
应性皮炎的发病率不断升高，受累及的人群涉及各年龄段。

特应性皮炎的主要病因有哪些

　　主要与遗传因素及免疫有关：①父母亲等家族成员有过敏性疾
病史是本病的最强风险因素，遗传因素主要影响皮肤屏障功能与免
疫平衡；②新版指南根据最新研究详尽论述了特应性皮炎发病机制
中的免疫异常，本病患者往往有多种免疫学异常，其中 Th 2 的活化
为重要特征，还可有皮肤屏障功能减弱或破坏如表皮中聚丝蛋白
(filaggrin)减少或缺失。Th 2 型炎症仍是特应性皮炎的基本特征，
由 Th 2 细胞、嗜碱性粒细胞和 2 型固有淋巴样细胞(innate lymphoid
cells)等产生 IL-4 和 IL-13 是介导特应性皮炎发病的重要细胞因子。

病因中遗传因素有哪些具体证据

　　其证据有：①父母一方有特应性皮炎者，其子女出生后 3 个

月内发病率可达 25％以上,2 岁内发病率可达 50％以上,如果父母双方均有特应性疾病史,其子女特应性皮炎发病率可高达 79％;②双生子研究显示,同卵双生子与异卵双生子一方患特应性皮炎,另一方患病的概率分别为 77％和 15％;③目前已经提出的特应性皮炎易感基因有 FLG 等多种。一项纳入 66 个独立研究(38 505 例特应性皮炎患者和 203 146 例健康对照)的 Meta 分析发现父母有特异性病史的个体患特应性皮炎的概率明显增加(OR:1.81, 95％ CI:1.65～1.99),且父母双方影响相似。

全基因组关联研究已鉴定出 34 个基因座,累计占特应性皮炎遗传力的 20％以下。在大多数这些基因座中尚未明确鉴定功能性遗传变异体,但这些基因组区域包含多个在免疫反应中起作用的基因,包括 2 型分化,T 细胞活化和先天免疫,以及表皮分化复合物(皮肤屏障基因的一个基因位点)。

尚未确定的特应性皮炎的最强遗传风险与由 FLG 基因编码的皮肤屏障蛋白丝蛋白的突变有关。FLG 编码前蛋白原纤维蛋白,将其翻译后加工成丝蛋白单体。FLG 的功能丧失突变导致杂合状态的蛋白质表达下降 50％,纯合或复合杂合状态导致蛋白质表达的总损失。FLG 的功能丧失突变导致轻度、半显性、孟德尔角化性鱼鳞病寻常型疾病。FLG 的功能丧失突变带来 3～5 倍的高发风险。患有特应性皮炎的人比没有特应性皮炎的人更易患哮喘和花生过敏。尽管有关 FLG 突变的人群基因组学的初步数据主要来自欧洲、日本和中国人群,测序技术表明,这些突变也是孟加拉国和非裔美国人的特应性皮炎的重要因素。FLG 功能丧失的突变在撒哈拉以南非洲似乎很少见。除了功能

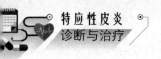
丧失突变外,FLG 还具有基因内拷贝数变异,等位基因包含 10、11 或 12 个丝聚蛋白重复序列,而等位基因较短则具有特应性皮炎的风险。

只有 20%～40%的特应性皮炎患者患有 FLG 功能丧失突变,这意味着许多其他基因在该疾病中也很重要。在 FLG 之外,最佳复制的基因座是 5q31.1 号染色体上的 2 型细胞因子簇。该基因座包含经典的 2 型免疫细胞因子白介素(IL)-4 和 IL-13 和 RAD50 的基因,这可能是控制细胞因子表达的基因座 11q13.5 号染色体上的第三个广泛复制的基因座,在两个之间候选基因 EMSY 和 LRRC 32 与多种异位表型有关。尽管因果基因和变异具有尚未确定,精细定位和功能研究的结果表明这两种蛋白的表达,功能或两者均可能受到影响。在特应性皮炎中,遗传力的差异在考虑了迄今为止确定的 34 个基因座后,可能与其他未确定的基因座或遗传性表观遗传效应有关。

病因中免疫因素有哪些具体证据

皮肤炎症是特应性皮炎发病机理的核心。更好地了解这种炎症的关键驱动因素对于开发靶向治疗方法至关重要。特应性皮炎患者的病变皮肤显示主要以 CD4 表达为特征的 T 细胞浸润。随着皮肤驻留性炎性树突细胞、先天性淋巴样细胞和朗格汉斯细胞的活化,炎性特征是复杂且多样的。由表皮屏障破坏引发的警报蛋白的释放激活了炎性表皮树突状细胞和 2 型介导的反应。活化的 Th2 细胞释放 IL-4 和 IL-13,从而促进 B 细胞中的 IgE 类转换,并通过信号转导子和转录激活子(STAT)通路产生抗原特异性 IgE。令人震惊的是皮肤屏障显示出颗粒层紧密连接的溶解,使树突延伸超出了第二个屏障,从而可以感知和呈递抗原。

非病变性特应性皮炎皮肤表现出免疫组织学改变,包括海绵状病变(细胞之间异常积液)和 T 细胞浸润,尽管更加微妙,但与病变皮肤相似。未受影响的皮肤的细胞因子谱偏向 2 型。特应性皮炎皮损显示出广泛的基因表达失调,主要与角质形成细胞活性和 T 细胞浸润有关,尤其是与 Th2 相关的(IL-4,IL-10,IL-13)和 Th22 相关的(IL-22)基因。据报道,在慢性皮肤病变中,特别是在亚洲人后裔的儿童和成人中,Th1 介导的和 Th17 介导的反应的激活,但是这些途径在特应性皮炎中的相对重要性尚不清楚。抑制 Th1 细胞或 Th17 细胞轴似乎不是特应性皮炎的有效治疗手段。特应性皮炎中的皮肤 T 细胞浸润是高度多克隆的,但对抗原的特异性仍知之甚少。许多患有严重异位性皮炎的患者对空气过敏源,食物蛋白,微生物抗原或角质形成细胞衍生的自身抗原的 IgE 介导的反应性增加。实际上,环境过敏源(如屋尘螨、花粉或动物上皮过敏源)可导致 IgE 敏感患者的特应性皮炎发作。然而,支持避免过敏源以改善或预防特应性皮炎的数据很少。在患有中度至重度特应性皮炎的婴儿中,食物过敏源也会诱发耀斑,但大多数食物过敏会在儿童期消退,并且几乎没有证据支持通过饮食干预来预防特应性皮炎。减少的自然杀伤(NK)细胞介导的免疫调节已被提议参与特应性皮炎的免疫失调。

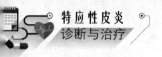

外周血 NK 细胞浓度降低和组成改变,以及活化的 NK 细胞富集病变皮肤可能是对 2 型皮肤炎症的潜在反调节反应。

瘙痒症状的免疫机制是什么

特应性皮炎的主要症状是瘙痒,通过皮肤屏障的破坏促进发病机理,允许过敏源和刺激性物质渗透,并激活使瘙痒—抓痒周期永久化的警报信号。瘙痒由诸如 2 型细胞因子之类的多种营养素诱导。组胺是研究最多的普鲁司特原,主要从肥大细胞和嗜碱性粒细胞释放。循环和组织释放的组胺刺激组胺 H1 和 H4 受体和 TRPV1 通道。但是,没有强有力的证据表明抗组胺药可有效改善特应性皮炎(包括瘙痒)的体征和症状。2 型细胞因子,包括 IL-4, IL-13, TSLP 和 IL-31,可引起瘙痒,并且可能与特应性皮炎患者的慢性瘙痒症相关。在传入神经元上发现 2 型 IL-4 受体亚基 α(IL-4Rα)增强了 2 型反应与神经痒控制的相互关系。瘙痒对度普利尤单抗抑制 IL-4Rα 的反应和下游 Janus 激酶(JAK)抑制的反应性支持了这些 2 型免疫—神经相互作用的临床意义。几种 2 型免疫细胞释放 IL-31,通过直接刺激 IL-31 受体亚基 α(IL-31Rα)或表达 TRPV1 或表达 TRPA1 的神经元来驱动瘙痒。用人源化单克隆抗-IL-31Rα 抗体奈莫珠单抗增强了 IL-31 在特应性皮炎相关瘙痒症中的关键作用。

特应性皮炎典型临床症状有哪些

1. 干性皮肤

干性皮肤是特应性皮炎的常见症状,干燥的皮肤可因环境因素而加重,如频繁洗涤、使用刺激性洗涤剂和暴露在低湿度环境中。干燥的皮肤是皮肤屏障缺陷的同义词,皮肤屏障由紧密堆积、水合良好的角质层细胞组成,并与细胞间脂质(主要由神经酰胺、胆固醇和游离脂肪酸组成)共同形成"砖墙样"结构,限制皮肤水分的丢失,防止有害刺激物和过敏源的渗透。角质层细胞含有天然保湿因子,占角质层重量的 20%～30%,可以吸引并保持细胞中的水分。健康的角质层含有 15%～20% 的水分,如果少于 10% 则会显得干燥粗糙鳞屑,继而引起炎症和瘙痒。角质层中的含水量还决定皮肤物理状态和外形,如皮肤的弹性和饱满度。而油性成分占角质层重量的 11%,表皮是体内脂质合成最活跃的部位之一,每天需要产生 100～150 mg 的脂质以补充脱屑所丢失的脂肪。

2. 瘙痒

瘙痒是特应性皮炎最突出的临床症状,也是诊断的重要依据。搔抓恶性循环不仅诱发或加重特应性皮炎的炎症,而且导致睡眠缺失,严重影响患者及家庭的生活质量。有关特应性皮炎瘙痒的病理生理及神经传导通路目前尚不完全清楚,传统的特应性皮炎抗瘙痒治疗常缺乏确切疗效。对特应性皮炎瘙痒机

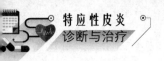
制的研究及新型抗瘙痒药物的开发亟待加强。特应性皮炎瘙痒的病理生理涉及外周和中枢机制以及相互之间的作用,其过程大致为特应性皮炎皮损炎症产生的多种内源和外源性致痒因子(pruritogens)与相应受体结合并触发瘙痒信号,通过广泛分布于表皮、真皮乳头和附属器周围的 C 型无髓鞘神经纤维和有髓鞘 Aδ 纤维将瘙痒信号传递至脊髓背根神经节(dorsalroot ganglion,DRG),再上传至大脑瘙痒感受区诱发瘙痒感觉。

(孙耒　高芸璐)

特应性皮炎的影响因素

特应性皮炎有哪些重要的影响因素

主要包括 4 个方面的因素：①环境因素；②皮肤屏障功能异常；③精神因素；④饮食因素。

环境因素主要包括哪些

环境因素包括气候变化、生活方式改变、不正确的洗浴、感染源和变应源刺激等。现代生活方式(过于卫生、西式饮食等)及环境暴露(环境污染、二手烟等)等可能通过表观遗传修饰引起免疫系统与皮肤屏障异常，参与特应性皮炎的发病过程。

环境因素如何影响特应性皮炎的发生、发展

患儿随着年龄增长，特异性皮炎发生率逐渐降低，这可能与小儿出生后暴露于大量过敏源的环境中，逐渐处于耐受的过程中，于是产生一种自然脱敏的过程，在上海市小儿特异性皮炎的

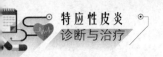
影响因素研究中发现,随着社会环境的发展,装修后的室内空气污染(苯甲醛)等与小儿特应性皮炎的关系密切,动物实验使小鼠皮肤暴露于甲醛环境中,检查小鼠机体 IL、TNF 等的基因表达,发现这些细胞因子的表达明显增高,可见甲苯类物质能够促进皮肤炎症,证明小儿特异性皮炎与家庭装修之间的关系密切。

多个队列研究表明,围产期暴露于空气污染物,如吸烟环境、挥发性有机化合物、悬浮微粒和邻苯二甲酸盐与特应性皮炎的发生有关。妊娠期间胎儿经胎盘暴露于污染环境可能导致表观遗传变化,如 microRNA-223 表达上调减少调节性 T 细胞的数量或 TSLP 基因的低甲基化增加 TSLP 蛋白的表达,导致 Th 2 表达极化。出生后,空气污染物直接接触婴儿皮肤,氧化应激使得表皮细胞蛋白、脂质及 DNA 受损导致皮肤屏障功能障碍;另外还可能通过吸入或摄入等途径引起非过敏性促炎细胞因子的释放,引发瘙痒、抓挠或 IL-4 表达增加,促进特应性皮炎的发展。Noh 等发现空气污染物如PM10、NO_2、SO_2、CO 与特应性皮炎症状呈显著正相关,而温度和相对湿度则呈负相关。环境温度低、相对湿度大、昼夜温差大、高降水量及 PM10、NO_2、O_3 可能会加重儿童特应性皮炎症状,且这些因素的影响存在性别差异,如 PM10 对女孩特应性皮炎症状有显著影响,而对男孩并没有不良作用。空气污染物和气候因素对特应性皮炎患儿影响的差异性,除性别因素外还涉及遗传、年龄、种族、肥胖、疾病史和社会经济地位等因素。Noh 研究显示样本中因空气污染物或天气因素加重特应性皮炎症状的患儿仅占 53.9%,而大约30%患儿的症状并没有影响。此外一研究在幼儿园实施室内空气质量改善计划后幼儿特应性皮炎的患病率、严重程度和每月住院次数均显著下降。因此积极改善室内空气质量、减少细粉尘,降低PM10水平,减少空气污染物的接触机会,保证合适的环境温度及相对湿度,对于减轻特应性皮炎的症状是必要的。

亚红斑量紫外线照射可能使特应性皮炎发病率降低,但高强度紫外线会加重已有的特应性皮炎症状。亚红斑量UVB照射可降低特应性皮炎的患病率,改善皮肤屏障、增强宿主的抗生素防御能力,减少炎症、瘙痒及金黄色葡萄球菌的定植。一项研究中发现紫外线指数高地区特应性皮炎患病率相对较低。另一项研究则表明暴露在紫外线下的时间越长特应性皮炎症状的控制水平则越差。Kim等研究发现紫外线照射对儿童特应性皮炎症状的不利影响随季节而异,在秋季呈正相关,在冬季则呈负相关。这一现象或许可以用季节不同紫外线强度的差异来解释:秋季为 $266.5 \ W/cm^2$,而冬季仅为 $147.5 \ W/cm^2$。因此,需要进一步的研究阐明不同强度紫外线照射是如何引起患者皮肤的损伤,儿童应保证一定时间的户外活动,接触亚红斑量紫外线照射,而特应性皮炎患儿尽可能避免高强度紫外线。

过敏性接触性皮炎不应该被忽略。外用药物、护肤品常作为特应性皮炎的一线治疗,但这些药物的长期使用会增加人体对药物成分和载体的接触致敏风险。研究发现特应性皮炎患儿皮肤相较于正常对照组易致敏,但特应性皮炎的特应性和严重性并不是皮肤致敏的重要危险因素。因此,细致的临床观察、包含多种过敏源的斑贴试验对曾有过敏性接触性皮炎史的特应性皮炎患者很有必要。作为特应性皮炎基础治疗的一部分,建议

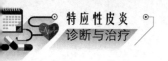
使用添加剂少的无香味产品及敏感性较低的护肤品。

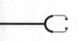

皮肤屏障功能异常如何影响
特应性皮炎的发生、发展

近年来菌群相关研究表明,皮肤微生物群生态失衡可激活皮肤免疫系统和加重皮肤屏障破坏,导致特应性皮炎的发病风险显著提高。外界刺激破坏了皮肤屏障,使表皮水分流失,细胞间的天然保湿因子减少、含水量降低,造成皮肤的干燥及免疫失衡,刺激物和致病菌易进入皮肤,导致皮肤微生物态紊乱引起诱发及加重特应性皮炎。新版指南指出,特应性皮炎皮损和外观正常皮肤常伴有以金黄色葡萄球菌定植增加和菌群多样性下降为主要表现的皮肤菌群紊乱,以及所导致的代谢等功能异常,进一步促进了皮肤炎症的进展。

在特应性皮炎患者的受影响和未受影响的皮肤中始终观察到表皮屏障功能障碍,表现为经皮水分流失和 pH 升高,通透性增加,保水能力降低和脂质组成改变。破坏特应性皮炎的屏障功能的影响是多方面的,包括遗传因素(例如 FLG 突变)和抓挠造成的物理损害。微生物营养不良会进一步破坏屏障,包括金黄色葡萄球菌和马拉色菌的定殖。皮肤中的 2 型免疫活性导致皮肤屏障基因和角质层脂质的继发性下调,加剧了潜在的屏障缺陷。应激表皮中的角质形成细胞屏障通过表皮警报蛋白 IL-33 和胸腺基质淋巴细胞生成素(TSLP)发送促炎和致敏信号,引起进一步的组织损伤,驱动 2 型炎症细胞的募集并激活驻留在皮肤中的 2 型先天淋巴样细胞。这些淋巴样细胞产生 IL-5 和 IL-13,它们激活嗜酸性粒细胞和 Th 2 细胞。

特应性皮炎与微生物群失调有关,金黄色葡萄球菌是主要的定植菌和病原体。Meta 分析报告了在非病变皮肤(39%)和病变皮肤(70%)上细菌培养物的定殖率。基于基因组的检测已显示出特应性皮炎微生物组的时间变化。在皮损爆发前,局部皮肤丧失了群落多样性,微生物组成为金黄色葡萄球菌占主导地位,治疗后消退,并恢复到基线严重程度。微生物组紊乱与特应性皮炎发展之间的时间关系尚不清楚,但研究表明,早期共生和非共生金黄色葡萄球菌属细菌可降低特应性皮炎的风险,而早先定植于金黄色葡萄球菌可在特应性皮炎的发展之后进行。金黄色葡萄球菌引起特应性皮炎发病机制有很多,包括屏障破坏和直接的促炎作用,例如 2 型免疫激活。皮肤酵母菌,例如马拉色酵母菌,可能会诱发或加剧特应性皮炎的皮肤炎症,尽管其机理尚不清楚。特应性皮炎的亚人群,尤其是头颈部较严重的皮炎的个体,对马拉色菌抗原表现出特定的 IgE 反应性,尽管支持这些疗法的证据很少,但可能受益于局部或口服抗真菌治疗。

特应性皮炎的发生与皮肤微生物菌群的改变密切相关,特别是金黄色葡萄球菌,促进了炎症的发生、发展,加重了疾病的严重程度,甚至会进一步导致皮肤感染,而特应性皮炎患者存在皮肤屏障缺陷及免疫失调,也使得患者发生感染的可能性较普通人群更高。研究发现,特应性皮炎患者皮肤屏障缺陷,抗菌肽减少,皮肤 pH 值升高或 Th 2 细胞因子过量产生是导致特应性

皮炎患者皮肤感染的风险因子。细菌毒力、超抗原的产生会使特应性皮炎患者较健康人群更易发生细菌感染甚至引起更严重的皮肤及组织炎症。特别是中重度患者的血清总 IgE、特异性 IgE 和皮肤中的 Th 2 细胞因子表达更高,使得这类患者较轻度患者和普通人群更易发生侵袭性皮肤感染。同时,这类患者对一线糖皮质激素治疗多不敏感,需加以重视。研究发现,表皮葡萄球菌、短棒菌苗可能对金黄色葡萄球菌有抑制效果,对机体起到保护作用,短棒菌苗可通过酸化皮肤 pH 值来抑制金黄色葡萄球菌的生长,因此了解微生物在特应性皮炎发病中的作用,可为特应性皮炎的防治特别是为中重度患者的治疗提供思路,具有重要的临床意义。

精神因素如何影响特应性皮炎的发生、发展

一方面,精神因素(如精神紧张、焦虑、抑郁等)在特应性皮炎的发病中发挥一定作用。特应性皮炎的特点是红斑、剧烈瘙痒,多形成抓痕,继而引发一系列心理症状,包括焦虑、抑郁,甚至自杀,严重影响患者的生活质量。另一方面,精神神经因素在特应性皮炎的发生、发展中也起着重要作用。然而,特应性皮炎患者中焦虑和抑郁的患病率和严重程度缺乏研究,甚至大部分特应性皮炎患者的焦虑或者抑郁并未被诊断出。特应性皮炎的治疗包括外用糖皮质激素、钙调磷酸酶抑制剂以及口服抗组胺药、免疫抑制剂、生物制剂等。此外,光疗等物理疗法及传统中医药也常用于治疗特应性皮炎,但相当一部分患者常规治疗的

疗效欠佳。近年来,特应性皮炎患者的精神问题逐渐受到重视,干预精神神经因素或可为特应性皮炎治疗提供新思路。

特应性皮炎对患者生活质量和
精神神经方面有哪些影响

美国成人特应性皮炎患者中约 1/3 符合重度抑郁症的诊断标准。特应性皮炎与较高的抑郁量表得分、抗抑郁药物使用、自杀和父母抑郁呈高度相关,对于特应性皮炎患者,应将抑郁和自杀倾向纳入临床决策。Vanessa 等研究表明,部分中重度慢性特应性皮炎患者存在明显的焦虑症状。在一项特应性皮炎对患儿及其他家庭成员生活质量影响的量表(effects of atopic dermatitis on quality of life)中,特应性皮炎患儿中普遍存在皮肤瘙痒、搔抓、睡眠障碍及饮食受限等症状;其中筋疲力尽、睡眠剥夺及对皮肤状况的不安为困扰特应性皮炎患儿家长的主要问题。综上,该病不仅影响患者的精神和心理健康,同时增加了整个家庭的心理负担及该病的治疗费用,从而影响着整个家庭的生活质量。

精神神经因素在特应性皮炎发生、
发展中有哪些作用

Kwon 等曾从 KYRBWS-Ⅵ中获取数据,研究 74 890 名中学

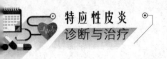
生在不同压力下患特应性炎的风险,结果显示与"没有压力"的男生对比,"很高水平压力""高水平压力""中等水平压力"的男生患病风险分别增高46％、44％、21％,这表明特应性皮炎病情明显与压力水平相关。日本Kodama等将经历过阪神大地震的1 457名特应性皮炎患者按照其受灾的严重程度分为A(严重的房屋财产损毁)、B(轻度的受损)、C(对照组)3组进行研究,结果显示,A组和B组分别有38％和34％的患者出现皮肤症状恶化,而C组只有7％,相应的63％和48％的A组和B组患者伴随应激性心理状态,而C组只有19％。曾有研究表明,母亲抑郁可能是韩国儿童哮喘和特应性皮炎临床诊断的危险因素。Shimoda等报道,经过抗精神病和抗焦虑药物治疗可以显著降低应激小鼠真皮部的肥大细胞数量,这表明干预神经精神因素可以部分缓解特应性皮炎症状,进一步揭示神经精神因素与特应性皮炎的发病关系。综上可见,精神神经因素在特应性皮炎的发生和发展中起到重要的作用。焦虑、抑郁、激动、恐惧、愤怒等精神神经因素都属于心理应激范畴。对于健康人,这些无害心理应激起保护作用,但是对于身心处于高度敏感状态的特应性皮炎患者,应激状态会加剧神经、免疫、内分泌系统的功能失调而触发严重的免疫应答。研究显示,心理应激会造成内分泌功能紊乱,诱导影响特应性皮炎病情进展的神经肽和神经营养因子释放,诱导表皮屏障功能破坏以及降低瘙痒阈。

神经递质在特应性皮炎中有哪些作用

　　(1) P物质。Pavlovic等研究表明,暴露于声音应激和AD

样皮炎可同等地增加含有神经肽 P 物质(SP)的小鼠皮肤神经纤维数量,并且与逐渐加重的神经性炎症有关。但这些现象却没有在 P 物质受体缺失鼠中出现。进而证明心理应激导致特应性皮炎病情加重是一种 P 物质依赖性神经性炎症的过程。

(2) 5-羟色胺。5-羟色胺功能失调会导致失眠、焦虑、抑郁以及暴躁。另一方面,皮肤部位的五羟色胺受体作用会导致皮肤水肿、血管扩张、促炎和瘙痒。Lonne 等研究发现,经受长期心理压力的特应性皮炎患者皮损部位五羟色胺受体、五羟色胺转运蛋白以及免疫反应较非皮损部位都有增高,皮损部位的肥大细胞也出现了相应的升高。

(3) 神经生长因子。Joachim 等的研究显示,心理应激所导致的皮肤炎症免疫增强与应激状态下神经生长因子浓度的升高有关。应激小鼠真皮部神经生长因子升高会增加 P 物质阳性神经纤维密度。降钙素基因相关肽也会受神经生长因子影响而升高,这是一种强效血管扩张物质,会加重特应性皮炎患者局部反应。

特应性皮炎心理评估量表有哪些

心理评估对特应性皮炎患者非常重要,因为个体应对心理应激的能力各不相同。基于精确评估的个性化心理治疗可能是成功治疗特应性皮炎的有效方法。Linnet 等研究表明,焦虑水平较高的特应性皮炎患者在心理治疗后更有可能改善其心理和皮肤状况,但如果没有提供足够的心理治疗,会出现依从性降

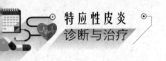

低,这说明正确的心理评估和治疗的重要性。

目前有多种量表可对特应性皮炎患者进行心理评估,具体如下:特应性皮炎心身量表(PSS-AD),抑郁—焦虑—压力量表(DASS),成人压力症状量表(ISSL),评估慢性压力的特里尔量表(TICS),慢性压力筛选量表(SSCS),医院焦虑与抑郁量表(HADS)。其中 HADS 为评估特应性皮炎焦虑与抑郁的常用量表。HADS 由 14 个问题组成,涉及焦虑(HADS-A)和抑郁(HADS-D)2 个领域。Silverberg 等研究表明 HADS、HADS-A、HADS-D 具有良好的构念效度,可用于临床试验和实践中对特应性皮炎患者的评估,评分异常的成年人被诊断出焦虑或抑郁的可能性更大,且特应性皮炎患者经治疗后评分显著改善。因此,焦虑抑郁量表或可作为病情改善的指标。有指南建议在特应性皮炎患者的治疗和管理计划中应重视对抑郁症及其他神经精神疾病的诊断。综上,临床医生应重视对患者精神状态的评估,及时筛查并诊断有焦虑和抑郁症状的患者。

精神神经干预在特应性皮炎治疗中有哪些作用

精神神经干预包括放松疗法、教育疗法、行为疗法、动态心理疗法、自身疗法,及精神类药物的使用等。

(1)放松疗法。Lee 等的研究通过渐进式肌肉放松疗法(PMR)治疗特应性皮炎,结果表明,血清神经肽 Y(NPY)水平与焦虑评分呈高度相关;PMR 组较对照组相比 NPY 水平无明显变化,但瘙痒症状明显缓解,睡眠及焦虑得以改善。这可能是由于 PMR 治疗后 NPY 水平的恢复需要较长时间。因此推测,PMR 可作为一种有效的辅助治疗,这种疗法可能通过恢复血清 NPY 水平减少焦虑,从而进一步改善病情。

(2)教育疗法。研究表明教育疗法(包括面对面的课程,以及在线课程)可以改善特应性皮炎患者的病情、家庭生活质量及患儿父母的焦虑症状。

(3)精神类药物的使用。动物实验证明抗抑郁药帕罗西汀口服给药可抑制 NC/Nga 小鼠特应性皮炎症状加重,并减少抓挠行为,据此推测,帕罗西汀有可能适用于临床,尤其是伴有情绪障碍者。帕罗西汀在特应性皮炎患者的相关性研究也支持该结论。帕罗西汀的治疗作用可能与下调 5-羟色胺 3 受体相关。坦度螺酮是一种具有抗焦虑和抗抑郁作用的血清素 1A 受体激动剂,患者经治疗后瘙痒水平显著低于对照组,这种治疗作用可能是通过成功缓解患者的焦虑情绪达到的。阿米替林、多塞平、舍曲林、米氮平、艾司西酞普兰等多种抗抑郁药已被应用于慢性瘙痒的治疗,使用抗抑郁药治疗慢性瘙痒可达到良好的止痒效果,并能改善患者不良情绪。

孕期及产后早期饮食因素如何影响特应性皮炎的发生、发展

饮食因素对特应性皮炎发病的影响在孕期和产后早期主要

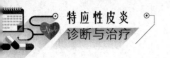

与食物的摄入有关,如多不饱和脂肪酸、维生素、叶酸、益生菌。以往研究表明摄入 ω-6 多不饱和脂肪酸(ω-6 polyunsaturated fatty acid, ω-6 PUFAs)与过敏性疾病发病率增加之间存在因果关系,这在很大程度上与 ω-6 PUFAs 产生类花生酸的作用有关,但 ω-3 多不饱和脂肪酸(ω-3 polyun-saturated fatty acid, ω-3 PUFAs)有抑制类花生酸合成的作用,可防止过敏反应的发生和减缓其进程。已有多项关于孕期食用鱼类与儿童过敏性疾病相关性的研究,但结果并不一致。一项长达 24 年的随机对照试验发现与孕妇补充橄榄油和空白对照相比,补充鱼油组后代患过敏性疾病的风险降低,提示母亲孕期补充鱼油可能对后代长期预防过敏性疾病具有积极作用。而一项研究调查了每周规律摄入三文鱼的妇女,孕期血清、母乳中 ω-3 PUFAs 与对照组相比含量更高,且发现脐带血中单核细胞在炎症刺激反应时产生促过敏介质的水平低下,但随访发现,6 个月龄婴儿特应性皮炎的发生率、严重程度、皮肤点刺试验阳性率均无显著性差异。另一项研究结果则相反,鱼类和 ω-3 PUFAs 的摄入与一些过敏性疾病的风险增加有关,其中食用鱼类组特应性皮炎发病风险增加。因此对于食用鱼类与过敏风险的关系还需要进一步的研究,而为降低过敏性疾病的风险而过量摄入鱼类或鱼肝油的做法也应当谨慎。维生素 D 对免疫系统和皮肤完整性有广泛的影响,孕妇产前 25-羟维生素 D 水平低于 25 nmol/L 与儿童早期特应性皮炎较高风险有关,而儿童早期维生素 D 不足与儿童中期特应性皮炎持续风险升高有关。维生素 D 通过诱导抗菌肽的表达、减少 IL-4 的产生、刺激皮肤角质层形成的必需物质即聚丝蛋白的合成,从而在减轻炎症反应及预防皮肤感染中发挥作用。Kim 等对维生素 D 治疗特应性皮炎的对照研究进行系统回顾和 Meta 分析,表明维生素 D 水平与特应性皮炎的严重程度呈负相关,并且补充维生素 D 对改善特应性皮炎严重程度有重要作用,可视为一种安全、可耐受的治疗方法。然而之前的观察性流行病学研究易混淆和颠倒因果关系,因此尚不清楚这些关联是否真实。Manousaki 等采用孟德尔随机化研究设计,很大程度上减少了由于混淆及反向因果关系而导致的偏差,表明提高维生素 D 水平可能不会降低成人和儿童过敏性疾病或 IgE 水平升高的风险。虽然维生素 D 不足与过敏性疾病间的因果关系对于特应性皮炎的防治有重要意义,但仍应谨慎对待,还需要更大样本、更长期的研究来证实这一结论,并详细评估不同年龄阶段维生素 D 摄入的治疗量和预防量。产前补充叶酸的益处早已被证实,但产前高叶酸水平是儿童过敏性疾病的风险因素之一,可能原因之一是导致 DNA 表观遗传学变化,影响免疫系统发育。有研究表明,怀孕期间的高叶酸水平可能与后代过敏性疾病、呼吸道疾病的发生率增加相关。而孕期高叶酸水平是否也会增加儿童特应性皮炎的患病率目前并未有确切定论。Kiefte-De 等研究发现妊娠早期血清叶酸>7 ng/ml 的母亲所生的儿童 4 岁时特应性皮炎患病率略有增加。而 Kim 等研究则显示妊娠中期血清叶酸水平较高(>9.5 ng/ml)与儿童 2 岁时特应性皮炎患病率降低有关。但在最近 Roy 等研究发现妊娠中期、晚期叶酸水平(>20 ng/ml)与儿童 3 岁时特应性皮炎的发病率没有统计学联系,因此同样需要更大规模的研究来评估两者的关系及孕期推荐摄入量。孕期干

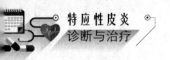

扰胎儿微生物群生长及组成会增加特应性皮炎的发生率和严重程度。正常的微生物群对免疫系统的发育成熟至关重要,在婴儿出生后的最初几个月肠道微生物群的多样性可能与随后的过敏性疾病相关。一项研究收集了62 560对母子关于产前抗菌药物的应用及产后18个月患儿特应性皮炎的资料,发现了特应性体质母亲在孕早、中、晚期均使用抗生素与所生育婴儿特应性皮炎的发病率升高相关。Celik等研究提到孕妇每日食用发酵食品与婴幼儿出生2年内特应性皮炎风险降低相关,妊娠期间摄入多样性的发酵食品对婴儿特应性皮炎有保护作用。发酵食品的益处可能是直接摄入益生菌及一些发酵产生的代谢产物包括维生素、纤维素及抗氧化、抗炎因子如短链脂肪酸、色氨酸。因此值得推荐有高过敏风险的孕妇每日食用发酵食品、避免长期使用抗生素,以降低婴幼儿患特应性皮炎的风险。母乳喂养在营养、免疫和心理方面存在诸多好处,但母亲过敏会影响母乳中的免疫性成分如可溶性CD14。可溶性CD14是一种脂多糖相关免疫因子,通过toll样受体4分泌大量IL-12从而促进Th1细胞高应答和抑制IgE介导的过敏反应的发展。近期研究发现,初乳和2个月成熟乳中可溶性CD14水平的降低与2岁时儿童发生特应性皮炎有关,且过敏的母亲乳汁中可溶性CD14水平明显低于未过敏母亲。

儿童期饮食因素如何影响特应性皮炎的发生、发展

儿童特应性皮炎的发生与早期食物过敏密切相关。过敏性

疾病通常始发于婴儿期,特应性皮炎常为特应性进程(atopic march)的第一个表现,随后的是食物过敏、哮喘和过敏性鼻炎。特应性皮炎是花生过敏的主要危险因素,且花生过敏的儿童也常对其他坚果、豆类呈交叉过敏反应。因此迫切需要从儿童早期甚至母体妊娠开始预测是否有罹患特应性皮炎以及花生过敏的风险,并积极寻求预防方案。

过去曾认为母乳喂养是儿童早期对食物过敏的第一个门户,有研究证实了母乳中食物过敏源的存在。然而可能妊娠期间,胎儿已发生致敏。母胎界面形成了以 Th2 及 Treg 细胞为主、富含细胞因子 IL-4、IL-10、TGF-β 的免疫环境,以保护胎儿免受母体免疫系统对其抗原的排斥,直到出生后几个月免疫系统才逐渐向以 Th1 免疫为主转变。但胎儿在子宫内发育期间便可诱发免疫反应,有研究报道 37 例脐带血 IgE 对卵清蛋白呈阳性的新生儿中,有 9 例在 14 个月龄时出现了鸡蛋过敏及特应性皮炎。Pastor-Vargas 等收集了 12 名妊娠 15~20 周、8 名分娩后的孕产妇的羊水样本,所有样本通过抗体芯片技术均检测出过敏源的存在。因此可以设想多种食物过敏源穿过胎盘,致敏暴露在羊水内的胎儿,构成第一条致敏途径。传统观点认为应推迟高危人群食用高风险食品,但妊娠期间孕妇避免食用引起过敏的食物并不能降低婴儿发生特应性皮炎的风险。有研究中发现,妊娠期间尤其是没有过敏病史的女性减少花生、坚果、小麦或牛奶的摄入,可能会增加婴幼儿食物过敏的风险。对婴幼儿来说,早期花生的摄入可显著降低花生过敏的发生率,并调节个体对花生的免疫反应。

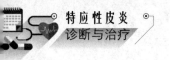

美国在 2017 年发布的指南中建议患有严重湿疹、鸡蛋过敏或两者兼有的高危儿童应根据自身发育及家庭情况尽早摄入含花生的食品,每周经≥3 次喂养的基础上食用的花生蛋白总量为 6~7 g。严重特应性皮炎的患儿应通过花生特异性 IgE 检测或皮肤点刺试验进行评价,以指导早期喂养和预防花生过敏。

(孙耒　高芸璐)

特应性皮炎的诊断要点

什么是"特应性"

"特应性(atopy)"是一种易患变应性疾病的体质或全身状态,称为过敏体质,或全身致敏状态。

"特应性"最早由哪些学者提出,有哪些特点

1923 年美国变态反应学家 Coca 及 Cooke 等人提出可"特应性(atopy)"的概念。"atopy"的英文原意是"奇怪,不在正确位置",我国曾译为"异位性",现在多译为"特应性"。

这一概念有以下特点:①一种奇特的超敏反应,表现为哮喘、花粉症、湿疹、荨麻疹及食物反应;②这种反应只发生在人类;③有家族倾向;④对环境中多种物质过敏。

目前已经认识到:①动物也可以发生特应性皮炎;②特应性不一定对环境中的物质过敏。

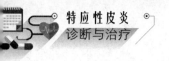

"特应性"的概念如何理解

Coca 和 Cooke 对"特应性"概念的理解包括以下 6 个方面：①有遗传倾向；②仅发生于少数人群中；③不同于过敏反应或变态反应，后者都可在动物中成功复制或诱导；④定性为不正常的反应，仅发生在特殊人群；⑤临床上表现花粉症和哮喘；⑥与皮肤的红斑和风团密切关联。可进一步解释为指一些人对自然环境中的某些物质如尘螨、花粉、食物等敏感，并发展成花粉症和哮喘，伴速发型皮肤反成。

1921 年 Prausnitz 和 Kustner 建立了人体血清速发型反应被动转移试验，为 Coca 等对"特应性"现象和本质的研究提供了有力的平台。2 年后 Coca 和 Grove 等通过被动血清转移试验证实，特应性个体血清中存在一种特殊的反应物质，当时称为"特应性反应素"（atopic reagins）。在 Coca 和 Cooke 最初的特应性疾病的定义中，仅包括过敏性鼻炎和支气管哮喘，并没有明确涉及特应性皮炎。由此看来，"特应性"含义最早源于花粉症和哮喘而不主要是特应性皮炎。

特应性疾病包括哪些，特应性疾病之间有什么关联

临床上，公认下列疾病属于特应性疾病：①特应性皮炎；

②外源性过敏性支气管哮喘;③过敏性鼻结膜炎(或花粉症);
④有研究者认为还应该包括食物过敏性肠胃炎。

30%特应性皮炎患者合并哮喘,男童易患,25%的特应性皮炎患者合并鼻炎,15%同时有鼻炎和哮喘。

什么是"特应性体质",如何定义"特应性家族史"

以上特应性疾病中,如果一个个体有上述疾病中的任何一个,我们称其为"特应性体质"或"异位性体质"。也有人将血清总 IgE 升高或血清变应原特异 IgE 阳性或食物或吸入变应原皮试阳性,定义为 atopy。约有 20%的特应性皮炎患者血清总 IgE 不高,仅有血清变应原特异 IgE 升高。

如果一个个体的直系血亲中有异位性疾病,我们就称其为有特应性家族史或异位性家族史。在特异性皮炎患者中约 2/3 的患者有异位性家族史,50%～80%的患者可以发生过敏性鼻炎或哮喘,80%～90%的患者血清总 IgE 升高。这些特征可以经骨髓细胞传递。

特应性皮炎有哪些特点

特应性皮炎最早提出的学者是 Wise 和 Sulzberger。他们总结了特应性皮炎的 9 条特征,包括:①特应性家族史;②有婴儿湿

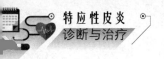

疹史;③皮损局限于肘部、腘窝、颈前、胸部和面部(尤其是眼睑);④皮肤呈棕色或灰色;⑤从临床和组织学缺乏真正的水疱;⑥血管舒缩功能不稳定或易受刺激;⑦常见多种接触性变应原检测阴性;⑧皮肤划痕或皮内试验可诱导形成风团;⑨血清中存在多种反应素。上述观点从临床表现及实验室检查等方面丰富和深化了对特应性皮炎的认识。

特应性进程如何理解

特应性进程:临床研究表明,特应性皮炎患儿更容易在日后发展位过敏性鼻炎和(或)哮喘。这种由于皮肤炎症最后发展为呼吸道炎症的过程称为特应性进程。有人将特应性皮炎、哮喘或花粉症以及家族特应性病史称为特应性皮炎三联征。时间顺序如下:先出现湿疹,然后逐渐出现哮喘或过敏性鼻炎。

德国一项长达 7 年包括 1 314 例儿童的研究发现:①这些儿童中有 38% 至少 2 个家庭成员有特应性病史或出生时脐血 IgE 高于正常;②3 个月时诊断为特应性皮炎的患儿有 69% 的人在 5 岁时发现对气源性变应原过敏;③5 岁时,50% 的早发特应性皮炎并有特应性家族史的儿童发生哮喘或过敏性鼻炎;④正常儿童发生哮喘或过敏性鼻炎者只有 12%。

血清免疫球蛋白 E(IgE)是什么，对于特应性体质的确定有什么意义？

血清免疫球蛋白 E(IgE)是一种分泌型免疫球蛋白，分子量为 196 000，由两条轻链和两条重链组成。它是由鼻咽、扁桃体、支气管、胃肠黏膜等处固有层的浆细胞产生，是引起 I 型变态反应的主要抗体。过敏体质或超敏患者，血清中 IgE 明显高于正常人，外源性哮喘患者较正常人高数倍。故 IgE 在血清中含量过高，常提示遗传过敏体质，或 I 型变态反应的存在。

20 世纪 60 年代发现了血清免疫球蛋白 E(IgE)，证实其在特应性个体水平升高，并作为特应性状况的一个特征。IgE 分子发现后不久，即发现特应性皮炎患者 IgE 水平升高，且与针对环境中几种变应原的特异性 IgE 水平升高呈平行关系。进一步研究发现，血清 IgE 水平高低与病症严重程度密切相关。因此，随着 IgE 分子发现及检测水平变化，有关特应性概念与变应性紧密相关联，且对特应性概念认识上升到分子免疫水平。

特应性、变应性和遗传性之间的相互关联是什么

变应性是机体对外界物质一种特殊的过敏反应，通常指速发型变态反应，尤其与 IgE 介导的过敏反应有关。在特应性疾

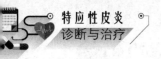

病中常常血中可检测高水平 IgE 和特异性 IgE,反映了特应性与变应性存在密切的联系,甚至使人们有时产生一种错觉,即特应性与变应性在概念上可以相互替代。变应性发生存在一定的遗传基础。研究发现,发生变应性既存在一般意义上人白细胞抗原(HLA)与特应性间关系,也存在 HLA 与特异变应原敏感性关系。临床和实验证实,遗传因素对变应性发生有重要的影响,这就为特应性与变应性间内在联系寻找到较明确的证据。

应该指出,特应性与变应性有着显著的差别。特应性疾病患者并非 IgE 水平升高,尤其是在轻中度甚至少数严重的特应性皮炎中,血清 IgE 水平可在正常范围内。特应性状况常常有一定的遗传背景,遗传易感基因并非与免疫调控异常紧密相关。如特应性皮炎患者,其角质层中神经酰胺酶表达下降,影响角质层中神经酰胺水平变化,造成皮肤屏障功能障碍,这并非与免疫调控有关,但存在一定遗传基因异常。变应性的发生不仅受遗传因素控制,还可能与 IgE 的水平、机体的炎症介质代谢以及植物神经功能调节等诸多因素有关。特应性皮炎中有变应原的参与,但速发型变态反应并非是特应性皮炎发生中的唯一关键因素。因此,不能将特应性与变应性混为一体。

考虑期特应性与变应性既相互关联又存在显著差别,Spector 和 Farr 等认为特应性个体存在不弱的免疫学和药理学特征,包括血清 IgE 水平升高、损伤的 T 细胞功能、β 受体反应性降低等,并认为应该现实的对特应性和变应性进行重新定义,且对此名词有一个更加准确的使用。1979 年 Lowell 等对"特应性"概念进行明确的界定,其含义包括 IgE 介导的和非变应性两种类型,这两种类型共同存在基因易感性、嗜酸细胞增多、对 α 肾上腺素药物反应异常以及对皮质类固醇激素的反应等。

区别特应性和变应性有什么意义

(1) 有助于理解疾病的命名。我国学者曾将"atopic derma-titis"译为"异位性皮炎",也有学者结合本病的特征建议使用"遗传过敏性皮炎"。但目前国内大多数学者主张用"特应性皮炎",以避免过分强调遗传过敏在本病发生中的必备因素。

(2) 指导临床分型。一般认为特应性皮炎至少可以分为两个亚型:非变应性特应性皮炎和变应性特应性皮炎。前者患者无呼吸道症状,血清总 IgE 水平和特应性 IgE 水平无显著升高,临床无过敏反应的证据,故又称内源性特应性皮炎。后者常可以检出多种特异性 IgE,血清 IgE 水平显著升高,又称 IgE 介导的特应性皮炎或外源性特应性皮炎。通常特应性皮炎分型首先是根据有无呼吸道症状如哮喘或过敏性皮炎分为单纯型和混合型,单纯型又根据有无对吸入或食入过敏源过敏病史及实验室检查证据分为内源型和外源型,其中有过敏源反应证据为外源型。

(3) 减少误诊、漏诊和盲目治疗。研究显示,特应性皮炎中仅 60%~70%有家庭史,50%患者合并过敏性鼻炎或哮喘,80%患者血中总 IgE 水平升高。现行临床上推荐的 Williamas 和康克非诊断标准中,将特应性疾病史或家族史作为诊断标准之一,

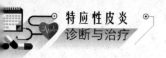
但即使缺乏此条标准,只要满足其他标准同样可以建立诊断,这也反应诊断特应性皮炎时遗传过敏史并非必备条件。将特应性与变应性区别开来,可以避免误诊或漏诊,特别是成人内源型特应性皮炎的诊断。我国特应性皮炎发病率比较低,可能与遗传和环境有一定的关联,但在特应性认识上把握不够准确,也可能是发病率低的原因之一。同时认识到特应性皮炎发病并非都存在特定的变应原,这样也要避免盲目地开展特异性免疫疗法,即脱敏治疗。

遗传和特应性之间的相互影响是什么

一般认为特应性皮炎和遗传有一定关系,比如研究发现特应性皮炎患者有特应性家族遗传史者占 43%～83%;在双亲均系异位体质的家庭,子女发生异位性风险是 50%～75%;单亲有异位性病史的家庭,子女发生特应性皮炎的风险是 25%～30%;父母无异位性病史,但兄弟姐妹中有异位性病史者,特应性皮炎的风险是 20%～25%;无家族史的家庭,子女特应性皮炎的风险性是 10%～15%。

有研究表明,父母任何一方患有特应性疾病,他们子女患相同(或相关)疾病的风险增加。另有研究显示,如果母亲患有特应性皮炎,其子女患特应性皮炎的遗传危险度比父亲患此病时高。如果父亲或母亲为特应性皮炎患者,且延续至成年期病情仍为中等或严重程度,那么她们将此病遗传给子女的概率为 50%。

　　然而,有关特应性皮炎是否是遗传性疾病、其遗传方式如何等问题已经争论了大半个世纪,至今仍未获得一致的意见。即使有研究证实特应性疾病的目的基因在染色体 11q13、14q11上,但是这仍不能解释近 30 年来特应性皮炎患病率的升高是由于遗传因素所致。遗传因素只能决定个体的内在本质,当其在外因(如抗原改变、寄生虫感染减少等)作用下,才能引起疾病的发生。目前认为,特应性皮炎的发病是多基因遗传因素和环境因素共同影响的结果。

　　　　　　　　　　　　　　　　　（陈文娟　高芸璐）

特应性皮炎和湿疹

特应性皮炎的发病原因有哪些

特应性皮炎的发病与遗传和环境等因素关系密切。父母等家族成员有过敏性疾病史是本病的最强风险因素,遗传因素主要影响皮肤屏障功能与免疫平衡。

免疫学异常也参与其发病,其中以 Th 2 细胞活化为重要特征,IL-4 和 IL-13 是介导特应性皮炎发病的重要细胞因子。在特应性皮炎的慢性期,皮损中还可见 Th 1、Th 17 和 Th 22 的混合炎症浸润。

特应性皮炎皮损常伴有以金黄色葡萄球菌定植增加和菌群多样性下降为主要表现的菌群紊乱,以及所导致的代谢等功能异常。

环境因素包括气候变化、生活方式改变、不正确洗浴、感染源和变应原刺激等可能通过表观遗传修饰引起免疫系统与皮肤屏障异常,参与特应性皮炎的发病。

此外,心理因素(如精神紧张、焦虑、抑郁等)也在特应性皮炎的发病中发挥一定的作用。

湿疹发病原因复杂,常为内外因相互作用结果。内因如慢性消化系统疾病、精神紧张、失眠、过度疲劳、情绪变化、内分泌失调、感染、新陈代谢障碍等,外因如生活环境、气候变化、食物等均可影响湿疹的发生。外界刺激如日光、寒冷、干燥、炎热、热水烫洗以及各种动物皮毛、植物、化妆品、肥皂、人造纤维等均可诱发。

湿疹是复杂的内外因子引起的一种迟发型变态反应,一般湿疹的皮损为多形性,以红斑、丘疹、丘疱疹为主,皮疹中央明显,逐渐向周围散开,境界不清,弥漫性,有渗出倾向,慢性者则有浸润肥厚。病程不规则,呈反复发作,瘙痒剧烈,这种病会经常反复,不过不具有传染性。

特应性皮炎和湿疹在临床表现上有什么区别 :⊃

特应性皮炎和湿疹都可以表现为瘙痒剧烈,能发生于任何年龄。且在皮损形态上,也无明显差异,基本表现为皮肤干燥和剧烈瘙痒,急性期可有发红、渗液,慢性期可有皮肤粗糙、脱屑。

特应性皮炎根据发病年龄的不同分为婴儿期(出生至 2 岁)、儿童期(>2～12 岁)、青少年及成人期(>12～60 岁)、老年期

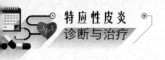

(＞60岁)4个阶段,不同年龄段有不同的发病特点或好发部位。

特应性皮炎和湿疹在概念上有什么区别

特应性皮炎和湿疹均属于过敏性疾病的范畴。区别主要在于:①病史或特应性家族史,湿疹没有家族过敏史,而特应性皮炎多有家族病史,多是具有过敏性鼻炎、哮喘等过敏史。②病程长短不一,临床上特应性皮炎也算是湿疹的一种特殊类型,临床特征较相似,特应性皮炎病程呈慢性复发性。③症状不同,特应性皮炎除湿疹样皮肤症状外,还可伴发其他特征性的临床表现,如:皮肤干燥、鱼鳞病、毛周角化、掌纹症、手足部皮炎或湿疹、眼睑湿疹、乳头湿疹、唇炎、复发性结膜炎、眶下褶痕、鼻下和耳根褶痕处湿疹、眶周黑晕、白色糠疹、出汗时瘙痒、对羊毛敏感、过度虫咬反应、白色划痕等。④病因不同,湿疹是一种内外因素导致的皮肤过敏性疾病,而特应性皮炎是遗传背景下免疫介导的系统过敏状态性疾病。

湿疹只是一种形态学的描述,而非病医学诊断。临床上,凡是具备了瘙痒、红斑、丘疹、水泡、脱屑、肥厚等特点,有渗出及融合倾向的皮疹,难以做出明确诊断者均可先拟诊为湿疹。湿疹病理特点为海绵形成,伴不同程度的棘层肥厚及淋巴细胞浸润。因此,湿疹是一类特殊皮肤炎症性疾患的总称,每位湿疹患者的病因可能不同。

特应性皮炎等各类皮炎在未能明确诊断以前多被诊断为湿

疹,比如许多婴儿湿疹患者在疾病发展过程中出现了典型的特应性皮炎特点,符合特应性皮炎的诊断标准,即可诊断为特应性皮炎,而不再诊断为婴儿湿疹。

从湿疹、神经性皮炎、黑布拉(Hebra)痒疹到特应性皮炎,100 多年来,人们对特应性皮炎的认识逐渐深化,从最初的临床形态描述到与遗传的关系再到 IgE、嗜酸性粒细胞的关系,继而与 Th 2 和皮肤屏障功能的关系,一步步接近特应性皮炎的实质。体现在诊断上不断有新标准提出,30 多年来共提出十多个标准,总的趋势是逐步简化,可见特应性皮炎的诊断还没有金标准。有学者甚至提出有经验的专家的诊断是最好的标准这样的观点。

(陈文娟　高芸璐)

特应性皮炎的诊断标准

目前公认的特应性皮炎的诊断标准有哪些

对于任何异质性疾病,建立诊断标准的目的是使临床诊断一致或基本一致,另一方面是尽可能反映疾病的本质。对于特应性皮炎(Atopic Dermatitis, AD),近百年来,人们的认识逐渐加深,从最初的临床皮损的描述到与遗传关系、嗜酸性粒细胞的关系,再到与 Th 2 和皮肤屏障功能的关系,慢慢探索 AD 的本质。因此,如今在制定标准时,既要有临床指标,也要有实验室指标。

目前国际上公认的标准是 1994 版 Williams 诊断标准和 2014 版 Hanifin-Rajka 诊断标准,国内学者又结合我国特应性皮炎患者情况,制定了针对我国患者的诊断标准,包括康—田标准、2016 年张建中等提出的 AD 诊断标准和 2019 年姚志荣等提出的中国儿童 AD 临床诊断标准。

以下分别介绍上述各特应性皮炎诊断标准的具体内容。

(一) 1994 版 Williams 诊断标准

1. 2 岁以前发病。

2. 身体屈侧皮肤受累(包括肘窝、腘窝、踝前或颈周,10 岁以下儿童包括颊部)。

3. 有全身皮肤干燥史。

4. 个人史中有其他过敏性疾病如哮喘或花粉症,或一级亲属中有过敏性疾病史。

5. 有可见的身体屈侧湿疹样皮损。

具有持续 12 个月皮肤瘙痒史加符合以上标准中的 3 条及以上即可诊断为特应性皮炎。

(二) 2014 版 Hanifin-Rajka 诊断标准

基本特征:

1. 瘙痒。

2. 慢性或慢性复发性皮炎。

3. 皮损典型的形态及分布。

4. 个人或家族特应性病史。

次要特征(23 条中符合 3 条及以上):

1. 干皮症。

2. 前囊下白内障。

3. 鱼鳞病、掌纹症、毛发角化病。

4. 眶周黑晕。

5. 即刻型(Ⅰ型)皮试反应。

6. 面色苍白、红斑。

7. 血清 IgE 水平升高。

8. 白色糠疹。

9. 早年发病。

10. 颈前皱褶。

11. 皮肤感染、细胞介导免疫受损的倾向。

12. 出汗时瘙痒。

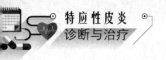
13. 非特异性手足皮炎的倾向。

14. 对羊毛和脂溶剂不耐受。

15. 乳头湿疹。

16. 毛周隆起。

17. 唇炎。

18. 对食物不耐受。

19. 复发性结膜炎。

20. 病程受环境或情绪因素影响。

21. 旦尼—莫根(Denic-Morgan)眶下褶痕。

22. 白色划痕征/延迟发白。

23. 锥形角膜。

符合基本特征中的3条及以上,同时符合次要特征中3条及以上即可诊断为特应性皮炎。

(三)康—田标准

康克非和田润梅对 Hanifin-Rajka 标准进行了简化修订,提出了康—田标准。

基本特征:

1. 瘙痒性、慢性、复发性皮炎,在婴儿、儿童期主要分布于面及四肢伸屈侧,表现为炎性、渗出性、湿疹性皮损,青少年后主要分布于四肢屈面和(或)伸面,表现为苔藓化。

2. 个人或家庭中的遗传过敏史(哮喘、过敏性鼻炎、特应性皮炎)。

次要特征:

1. 与遗传相关的特征:①早年发病。②干皮症、鱼鳞病、掌纹症。

2. 免疫异常相关:①I型反应有关:过敏性结合膜炎/食物

敏感/外周血嗜酸粒细胞增高/血清 IgE 增高/Ⅰ型皮试反应。
②免疫缺陷有关的:皮肤感染倾向(金黄色葡萄球菌和单纯疱疹)/损伤的细胞。

3. 免疫生理及/或药理学异常相关:①面色苍白、白色划痕、乙酰胆碱延迟发白。②毛周隆起、非特异性手足皮炎、眶周黑晕。

凡有基本特征者或基本特征中第 1 项加次要特征中任何 3 项者(每一项中任何一点)可诊断为特应性皮炎。

(四) 2016 年张建中等提出的 AD 诊断标准

1. 病程超过 6 个月的对称性湿疹。

2. 特应性个人史和/或家族史(包括湿疹、过敏性鼻炎、哮喘、过敏性结膜炎等)。

3. 血清总 IgE 升高和(或)外周血嗜酸性粒细胞升高和/或过敏源特异性 IgE 阳性(过敏源特异性 IgE 检测 2 级或 2 级以上阳性)。

符合第 1 项,另外加第 2 项或第 3 项中的任何 1 项即可诊断为特应性皮炎。

儿童特应性皮炎的诊断标准有哪些

(一) 2019 年姚志荣等提出的中国儿童特应性皮炎临床诊断标准

1. 瘙痒。

2. 典型的形态和部位(屈侧皮炎)或不典型的形态和部位同时伴发干皮症。

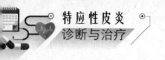

3. 慢性或慢性复发性病程。

同时具备以上 3 项即可诊断特应性皮炎。

典型的形态和部位(屈侧皮炎)包括儿童面部和肢端受累。

非典型的形态和部位包括:

1. 典型的湿疹样皮疹,发生在非屈侧部位(头皮皮炎、眼睑湿疹、乳头湿疹、外阴湿疹、钱币状湿疹、指尖湿疹、非特异性手部或足部皮炎、特应性冬季足、甲或甲周湿疹和身体其他部位的湿疹样皮疹)。

2. 非典型湿疹样皮疹,单纯糠疹,唇炎,耳下和耳后、鼻下裂隙,痒疹,汗疱疹,丘疹性苔藓样变异。

(二)姚氏中国婴儿特应性皮炎诊断标准

1. 出生 2 周后发病。

2. 与皮疹相符合的瘙痒、易刺激性、睡眠障碍。

3. 以上两项再加上以下任何一项可以诊断为特应性皮炎。

(1) 湿疹样皮损分布在脸颊和(或)头皮和(或)四肢伸侧。

(2) 湿疹样皮损位于身体的任何其他部位且同时伴有干皮症。

需排除接触性皮炎、婴儿脂溢性皮炎、银屑病、疥疮、遗传代谢性疾病和淋巴瘤等。

特应性皮炎的其他诊断标准有哪些

(一)日本皮肤病学会标准

1995 年日本皮肤病学会根据本国国情提出了特应性皮炎诊

断标准,并于 2009 年进行了修订,修订后的标准共 3 条:

1. 瘙痒。

2. 典型皮疹和分布。

3. 性复发性病程。

与 2014 版 Hanifin-Rajka 诊断标准相比,该标准仅选取了基本特征中的三条,未纳入个人或家族特应性疾病史和次要标准。该标准缺乏临床和流行病学方面的应用。

(二) Diepgen 标准

1996 年 Diepgen 等提出了自己的特应性皮炎诊断标准。13 条标准分为 3 组,即客观特征(白色划痕征、汗疱疹、出汗时瘙痒、毛周角化症、感染性口角炎、白色糠疹、羊毛不耐受和干皮症)、主观特征(Hertoghe 征、Dennie-Morgan 眶下褶痕和掌纹症)以及实验室检查(血清总 IgE、吸入过敏源初筛试验)。

每条标准被赋予不同分数,总分满足要求即可诊断,其中出汗时瘙痒权重最大。该标准未纳入基本特征,包括瘙痒和个人或家族特应性疾病史,可能影响对于 AD 的理解与认识。

(三) 千禧年标准

1998 年 Bos 等提出了 AD 诊断的千禧年标准,并于 2011 年进行了修订。修订后的标准在符合典型皮疹基础上满足以下 4 条中的 3 条即可:

1. 可见的屈侧皮肤受累。

2. 屈侧皮肤受累史。

3. Dennie-Morgan 褶痕。

4. 早年发病。

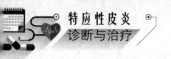

该标准强调了 Dennie-Morgan 褶痕的重要性,未纳入个人或家族特应性疾病史。该标准为基于医院的诊断,可作为临床实践和研究使用。

(四)丹麦过敏研究中心标准

2005 年丹麦过敏研究中心针对婴儿提出了特应性皮炎诊断标准。

该标准仅有 3 条:

1. 目前或近 3 个月内有瘙痒史,或临床检查时可见瘙痒或搔抓改变。

2. 临床检查时在面/颈部、躯干、上肢或下肢屈侧或伸侧的4 个部位中至少 2 个部位有湿疹,或近 3 个月内肘窝或腘窝、腕或踝、面或颈、手或四肢、躯干等 5 个部位中至少 2 个部位曾有湿疹史。

3. 近 6 周内持续性瘙痒性湿疹。该标准通过瘙痒、多部位湿疹及近期湿疹 3 个方面进行诊断。

该标准主要针对婴儿设计,在儿童、青少年和成人特应性皮炎诊断方面缺乏研究。

(五)儿童哮喘与过敏国际研究标准

1995 年儿童哮喘与过敏国际研究提出了 AD 诊断标准。

符合以下 3 条即可确诊:

1. 持续 6 个月以上的瘙痒性皮疹。

2. 近 12 个月内瘙痒性皮疹史。

3. 瘙痒性皮疹的典型部位。

该标准设计以患者为中心,简单方便,易于理解和操作,适用于大规模流行病学调查。

特应性皮炎的主要诊断标准有何特点 ⊃———

根据 2014 版 Hanifin-Rajka 诊断标准所有符合瘙痒、典型皮疹和分布以及慢性复发性进展 3 项要求的疾病，无论症状的严重程度如何，都将被诊断为特应性皮炎。

Williams 诊断标准简单易行，且特异性和敏感性与 Hanifin-Rajka 标准相似，适用于我国目前的临床实践需要，故在临床上推荐使用。

康—田标准对 Hanifin-Rajka 标准的基本特征进行了合并，删减了一些特异性不高的次要特征，并根据遗传、免疫、生理和/或药理学改变将次要特征进行了分类。因此更有条理性，便于临床操作。该标准是第一个由我国学者提出的 AD 诊断标准，对于推动我国 AD 研究发挥了重要作用，但是仍然条目较多，难以记忆，主要用于临床研究和流行病学研究。

2016 年张建中 AD 诊断标准在诊断青少年和成人 AD 方面敏感性高于 Hanifin-Rajka 标准和 Williams 标准。张建中 AD 诊断标准对外源性 AD 和内源性 AD 均可诊断。采用张建中 AD 诊断标准对 2 662 例湿疹患者进行的 AD 敏感性分析发现其敏感性高达 60.3%，显著高于 Hanifin-Rajka 标准(48.2%)和 Williams 标准(32.7%)。因此，对于成人或青少年 AD，张建中 AD 诊断标准更加敏感。采用姚志荣提出的标准对 1 472 例 AD 患者进行的 AD 敏感性分析发现其敏感性高达 80.81%，显著高

于 Hanifin-Rajka 标准(63.22%)。

普遍来说,中国 AD 诊断标准在诊断青少年和成人 AD 方面敏感性均高于 Hanifin-Rajka 标准和 Williams 标准。

（虞英媛　高芸璐）

特应性皮炎患者的饮食禁忌

特应性皮炎与食物过敏之间有联系吗 ⟨

食物过敏是指由食物蛋白引起的机体异常或过强的免疫反应,可累及皮肤组织及消化、呼吸、心血管等系统。

过去 20 年,食物过敏发生率急剧增长,已经成为比较严重的全球性公共卫生问题,据估计目前全球约有 2.2 亿人受到不同程度食物过敏的困扰。食物过敏在成人的发生率为 3%～4%,婴幼儿为 6%～8%,在特应性皮炎的婴儿和儿童中占 15%～40%。高达 1/3 中度至重度特应性皮炎的儿童经历 IgE 介导的食物过敏。此外,多项研究显示特应性皮炎患儿发生食物过敏的风险与其疾病严重程度密切相关。

常见的食物过敏源有哪些 ⟨

不同年龄特应性皮炎患者的食物过敏源有所不同。据研究,5 岁以下儿童常见食物过敏源为牛奶、鸡蛋、小麦、花生和大豆;5 岁以上儿童常见食物过敏源为坚果、贝壳类和鱼类;青少年和成人食物过敏少见,个别人有花粉相关食物过敏,如桦树花粉

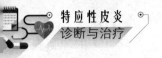

相关的食物如苹果、芹菜、胡萝卜和榛果。

特应性皮炎相关食物过敏的临床表现有哪些

《儿童特应性皮炎相关食物过敏诊断与管理专家共识》指出特应性皮炎患儿食物过敏会有不同的临床表现,既可表现为单一的皮肤症状,也可表现为同时伴有其他系统的症状或特应性疾病。根据发病机制不同,分为 3 类。

1. 非湿疹样表现

由 IgE 介导的速发型过敏反应,通常在食物暴露后 2 h 内出现症状,主要表现为皮肤红斑、全身潮红、风团乃至血管神经性水肿等,自觉不同程度瘙痒。此外,患儿常可同时出现其他系统症状,如恶心、呕吐、胃食管反流、拒食、腹痛、腹胀、腹泻、便秘、消化道出血等胃肠道症状,喷嚏、流涕、鼻塞、声音嘶哑、喘息和咳嗽等呼吸道症状,眼睛瘙痒、结膜充血、眼泪增多和眶周水肿等眼部症状,甚至是心动过速、低血压、头晕或晕厥等过敏性休克症状等。特应性皮炎患者中 40%～60% 的食物过敏病例为非湿疹样表现。此外,有些患儿可能在最初发生反应后 6～8 h 出现短暂的麻疹样皮疹,并在数小时内消失,被认为是"迟发"的 IgE 介导的过敏反应。

2. 湿疹样表现

非 IgE 介导,而是由 T 细胞介导的迟发型过敏反应。通常在进食致敏食物后 6～48 h 甚至数天后才出现症状。主要表现为湿疹的复发即从缓解期进入发作期,或原有的湿疹损害进一步加重,出现新发皮疹或渗出等急性或亚急性湿疹的表现。此外,部分患儿也可出现呕吐、腹泻及便秘等消化道症状。此型表现发生于12%～30%的特应性皮炎伴食物过敏患儿。

3. 混合型表现

是上述2种类型的混合,约40%的特应性皮炎伴食物过敏患儿属于此种类型。患儿往往在进食后很快出现IgE介导的速发症状,随后又在数小时或数日后继发湿疹表现,这类患儿大多合并特应性疾病,如过敏性哮喘或过敏性鼻炎等。

特应性皮炎患儿应该如何进行饮食管理

特应性皮炎患儿食物过敏发生率较健康儿童明显增高,食物过敏对特应性皮炎的病情控制起着非常重要的作用。对伴有食物过敏的特应性皮炎患儿,在常规外用药物和/或系统治疗基础上,需要进行长期而细致的饮食管理。

对于特应性皮炎患儿IgE介导的食物过敏,如果有典型速发过敏症状发作史,同时有相应的实验室证据支持,应高度怀疑IgE介导的食物过敏。特应性皮炎患儿应严格避免接触可疑食物,并需要定期随访以评估其过敏症状是否持续。

对于特应性皮炎患儿非IgE介导的食物过敏,可根据食物日记、诊断性饮食回避及口服食物激发试验结果确定致敏食物。在未明确致敏食物前切不可盲目避食,过度避食可导致营养不良。当明确致敏食物后,应在完全回避致敏原的同时,寻找营养

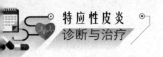

充足、安全可靠的替代品以满足患儿的生长发育需求。

对于特应性皮炎患儿牛奶蛋白过敏，除了回避牛奶蛋白之外，还需要采用游离氨基酸配方奶粉或深度水解蛋白配方粉替代。纯母乳喂养儿和混合喂养儿的母亲应回避牛奶蛋白和奶制品。如母亲在回避牛奶蛋白和奶制品后，患儿经过规范抗感染治疗仍无效，可直接采用游离氨基酸配方奶粉喂养。建议每6个月重新评估患儿是否耐受牛奶蛋白。

常规辅食（如大米、蔬菜、水果、猪或家禽肉类），无论母乳喂养还是人工喂养，均可与健康儿童一样在4～6月龄添加，以每3～5天不超过一种新食物的速度引入。酸性水果如浆果类、番茄、柑橘类和蔬菜与皮肤接触后可引起局部的口周反应，通常不会导致全身症状，因此不建议延迟摄入这类食物。对容易引起过敏的食物如牛奶、鸡蛋、大豆、小麦、花生、坚果、鱼、贝类，建议先在家中（非幼儿园或餐馆）少量品尝，如果没有明显的反应，可以逐渐增加摄入量。对重度特应性皮炎且在接受治疗后控制不佳的患儿，或者有可靠的食物速发反应史的患儿，建议向医生咨询确定辅食的引入。

大多数对鸡蛋、牛奶、大豆和小麦发生IgE介导的速发型过敏反应的特应性皮炎患儿，随年龄增长会逐渐耐受这些食物，少数可持续到成年。花生、坚果和鱼过敏倾向于持续到成年。非IgE介导的食物过敏总体上预后更好，通常在5岁时达到耐受。建议每隔6～12个月对牛奶和鸡蛋过敏的特应性皮炎患儿进行复查，花生或坚果过敏应每两年复查1次。

（李星子　高芸璐）

特应性皮炎的治疗——湿包裹疗法

特应性皮炎患者基础护肤为何如此重要

特应性皮炎是皮肤科临床最常见的皮肤病之一,特应性皮炎常自婴儿发病,部分患者延续终生,患者可因慢性复发性湿疹样皮疹、严重瘙痒、睡眠缺失、饮食限制以及心理社会影响而严重影响患者的生活质量,同时也给患者和家庭带来巨大社会经济负担。中国特应性皮炎诊疗指南提出,特应性皮炎治疗的重要环节是基础润肤和规律使用外用药,改善和控制皮肤干燥和瘙痒,修复皮肤屏障,从而减少复发。这是由于特应性皮炎患者皮肤水分大量的丢失,油脂减少,导致皮肤异常干燥,容易敏感和出现瘙痒,其 AD 发病基础就是皮肤屏障功能受损,导致皮肤敏感性增加,因此,瘙痒是这个病的治疗难点。而润肤保湿治疗成为一项基础治疗。在临床上常常遇到,特应性皮炎患者在急性发作期瘙痒剧烈,因搔抓导致皮肤感染加重,甚至出现红皮病;或是缓解期不小心接触食物或空气的过敏源后皮肤出现瘙痒,难以控制,抓损皮肤,病情加重;又或是虽然皮疹消退,但仍存在不同程度的瘙痒,长期搔抓皮损,形成“瘙痒—搔抓—瘙痒”的恶性循环。这种疾病反复的剧烈瘙痒严重影响患者睡眠,使其精神备受折磨,甚至使患者处于情绪崩溃的边缘,严重

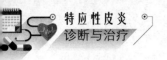
影响其生活质量。如何控制瘙痒,阻断搔抓的恶性循环,减少习惯性搔抓导致的二次皮肤损伤甚至继发感染? 如何更好地预防病情复发? 除了常规性的系统治疗外,皮肤的护理显得尤为重要。

湿包裹疗法为何能缓解特应性皮炎患者疾病之苦

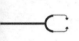

近年来,国外采用的湿包裹疗法(Wet-Wrap-Treatment,WWT)是治疗反复难治性重度特应性皮炎的一种有效且相对安全的方法。其在国外应用非常广泛,是对于不适合应用系统性药物治疗 AD 的替代选择,该方法被美国皮肤病协会推荐用于治疗中重度特应性皮炎急性加重期或顽固皮损。然而,其最早的应用起源于古巴比伦和埃及,那时人们用油和蜂蜜作为敷料制造潮湿环境治疗皮肤疾病。19 世纪 30 年代美国梅奥诊所开始使用湿敷料治疗瘙痒性皮肤疾病。1970 年,英国首次应用湿包裹疗法治疗形式治疗儿童特应性皮炎,随后在德国等欧洲国家广泛使用,目前位于荷兰鹿特丹的索菲亚儿童医院是该治疗方法最大的治疗中心。但我国关于中重度特应性皮炎患者采用湿包裹疗法护理的研究报道尚不多,且应用的材料、使用时间等都有差异,因此尚未广泛应用于临床。下面主要从湿包裹疗法的定义、作用机制、操作步骤、不良反应与预防、材料的选择、适宜包裹时间、外用药物的选择、新型材料的发展等方面来进行阐述。需要注意的是:湿包裹疗法不适用于渗出很多的皮疹,一般应用在皮肤干燥脱屑、瘙痒难耐无明显渗出的皮疹。

湿包裹疗法的定义是什么

湿包裹疗法(WWT)通常是在外用药及润肤的基础上,使用双层管状绷带或纱布包裹治疗的一种模式。外用药物通常为外用糖皮质激素,经润肤剂稀释或原浓度用于皮损处或全身,包裹双层绷带,采用"内湿外干"模式,内层绷带使用温水浸湿,外层绷带干燥。另外,在居家治疗中,也可采用舒适的睡衣或内衣来代替绷带,使治疗更加方便、经济。湿包裹疗法可快速增加皮肤角质层水合作用,增加外用药物的吸收,缓解炎症和瘙痒症状。还可应用于引起的瘙痒及干燥的其他皮肤疾病,如痒疹、鱼鳞病、银屑病、遗传学大疱性表皮松解症等。但 WWT 过程中需要配合专业的护理人员,同时进行患者教育,使家属及患者了解该操作的正确护理方式。

湿包裹疗法的作用机制是什么?

1. 首先绷带本身可形成机械屏障,保护皮肤,阻止搔抓,进而阻断治疗过程中的瘙痒搔抓循环。

2. 同封包原理相同,可增加糖皮质激素的吸收,增加外用药

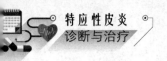
的效果。

3. 通过内层潮湿纱布增加角质层含水量、降低经表皮水分丢失、增加板层小体释放以及恢复细胞间脂质层状结构以达到修复皮肤屏障的作用，通过水分蒸发使皮肤表面降温和血管收缩缓解瘙痒，减轻炎症。

4. 持续处于潮湿包裹状可软化鳞屑及结痂，最终去除绷带时可以更加容易地去除黏着的鳞屑及结痂。

5. 外层干燥绷带的作用是减慢内层湿润绷带的水分蒸发，同时减少潮湿引起的穿衣不适感。

湿包裹疗法的操作步骤是怎样的?

1. 准备用品:干净的盆子 1 个、温水、抗炎药膏和(或)保湿膏、根据患者四肢粗细选择相应尺寸管状绷带 2 条,不能太松或太紧(按照身体不同部位长度进行裁剪),将其中一条管状绷带放入温水中。

2. 环境准备:温湿度适宜,光线充足,注意保暖以及保护患者隐私。

3. 于湿包裹治疗前先用温水进行 5～10 min 的沐浴,去除鳞屑,以利于药物发挥作用。

4. 迅速涂抹外用药膏(药物的选择与治疗皮损区域的部位及严重程度相关,根据专科医生的指导,选择合适的抗炎药物,通常为适当强度的糖皮质激素)及润肤剂至皮损处,从温水中捞起管状绷带并拧出多余水分,在患处套上第一条潮湿绷带,再将另一条干燥绷带套上。湿包裹疗法的疗程通常是5~7天,包裹4~12 h/d,过程中要注意保暖,防止受凉,包裹不要过紧,以免影响患者肢体活动。在将绷带去除之后,再次涂抹润肤剂,保持皮肤滋润状态,通常治疗后皮损可明显改善。

湿包裹疗法有什么不良反应,应该如何进行预防

湿包裹疗法的不良反应主要是皮肤感染、萎缩纹、色素沉着、毛细血管扩张、感冒受凉、呼吸抑制等。

1. **皮肤感染** 主要包括毛囊炎、疖、脓疱疮及疱疹病毒感染等,主要发生在比较炎热潮湿的季节,发生也与时间有关,平均时间为2~3 d,因此可通过控制时间减少感染的发生。另外,外用药采取顺毛囊生长的方向,防止堵塞毛孔,糖皮质激素的系统吸收会出现暂时轴抑制但在停止治疗两周后恢复正常。

2. **萎缩纹** 最典型、最主要的症状是淡红色、淡白色条索状皮损,沿皮纹走向,且边界清楚,初为淡红色微隆起的条纹(称为红纹),随后颜色转为淡白色(称为白纹),原因可能是抗炎及糖皮质激素类药物的使用,预防主要是严格按照专科医生指导合理应用药物,如果出现萎缩纹,及时通知医生调整药物用量。

3. **色素沉着** 毛细血管扩张,表现为皮肤发红,出现红血丝等症状,可以出现一条条扩张的毛细血管,部分呈红色或紫红色斑状、点状、线状或星状损害的现象,此种现象的发生主要是糖

皮质激素类药膏造成,涂抹过程中应注意观察激素系统吸收的不良反应,及时告知医生进行调整。

4. **感冒受凉**　主要由于内层绷带是潮湿状态,易增加患者治疗期间的寒冷感,预防此种情况可在管状绷带的外层穿着睡衣、覆盖棉被。对于轻度潮湿产生的不适感,大多数患者可耐受,对于少数患者若因不适感而影响睡眠,可在夜间停止湿包裹疗法治疗。

5. **呼吸抑制**　这是由于在进行躯干部位湿包裹疗法时,弹力绷带型号选择与患者体型不符,绷带型号太小,给患者包裹过紧,造成患者一定程度的呼吸抑制,尤其是对于既往有哮喘或者其他呼吸系统疾病史患者,更要注意选择合适型号的弹力绷带,以避免此类事件的发生。

最后,由于湿包裹疗法的安全性及不良反应主要与应用糖皮质激素有关,为减少湿包裹疗法不良反应的发生,外用糖皮质激素治疗避免用于 6 个月以下及青春期儿童,严格在医生指导下使用糖皮质激素类药膏。若出现继发感染情况,需暂时终止治疗并进行相应处理。

湿包裹疗法需要选择什么样的材料

目前较常用的湿包裹疗法材料是管状弹力绷带,对于管状绷带的选择:各种类型的棉质管状绷带均可使用,在国际上应用最为广泛的是 Tubifast 弹力管状棉质绷带,也是文献中报道最多的一种,弹性较好,且舒适度较高。但该种绷带缺点之一是费用较高,此外,由于费用高常反复使用,若消毒不当也增加了皮肤感染的风险。因此,若条件有限,或家庭治疗时,也可采用质地舒适较薄的内衣裤或睡衣进行湿包裹。

湿包裹疗法应该维持多长时间

湿包裹疗法时间通常在每日 3～24 h 范围内,更长时间的连续包裹虽可能获得更好的疗效,但尚无循证医学证据的支持。为保证正常睡眠,建议避免夜间进行湿包裹治疗。湿包裹治疗周期通常为 2～14 天。有学者报道,湿包裹治疗的患者在第 1 周内有显著改善,但继续应用 1 周则进一步改善不明显。

湿包裹疗法应该怎样进行药物的选择

对于四肢及躯干皮损,可以采用糠酸莫米松联合润肤剂 1：3 稀释或丙酸氟替卡松联合润肤剂 1：9 稀释后进行湿包裹;也可以不使用润肤剂,采用 0.1％醋酸曲安奈德直接湿包裹。糖皮质激素的强度及稀释的倍数均不同,这与治疗皮损区域的部位及严重程度有关。也有学者使用单纯润肤剂进行湿包裹,这是因为凡士林对调节特应性皮炎局部免疫反应有益,表达谱研究发现,凡士林治疗可以上调皮肤内抗微生物肽(AMPs)和关键

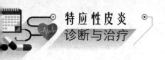
屏障蛋白(filaggrin 和 loricrin)水平,增加角质层厚度和减少
T细胞浸润,能有效改善特应性皮炎患者皮损情况。最后,对于
药物选择,主要依据患者主诉及皮损严重情况,由医生评估后,
严格按照医生指导进行使用。并向患者详细说明药膏使用注意
事项。

为何说湿包裹疗法新型材料的
发展是特应性皮炎患者的福音

目前临床上应用双层管状绷带进行湿包裹,且内层绷带使
用温水浸湿,外层绷带干燥,这就导致患者因内层绷带是湿的,
导致外层衣服、床单常常被浸湿,感冒受凉概率增大,很多家长
不愿意让孩子使用,从而让湿包裹疗法的推广受阻。针对这种
情况,南方医科大学皮肤病医院皮肤科临床医护人员就自己设
计制作了一件特殊的衣服,并获得实用新型国家专利。这件衣
服是由里外紧密缝合的两层材料组成,里层是纯棉面料,外层是
类似于防晒衣的透气防水面料。这件衣服的每个关节部位都是
可拆卸的,而且患者可以只需要穿戴相应的患病部位即可,不需
要穿戴整件衣服。传统湿包裹疗法较费时,需要对专业人员以
及家属进行专业护理操作培训,新型衣服的创新可以有效避免
传统方法的弊端,让该操作更加节约时间也更好地在临床推广。
也有公司针对特应性皮炎患儿专门发明了抗敏衣湿裹服装,在
操作过程中使用现成的服装不仅大大减少了湿包裹疗法的使用

时间,而且特殊的湿包裹也会保持潮湿 2 小时,然后变成防痒干燥包裹。Edenswear 服装采用能舒缓肌肤的 MICRO TENCEL ®面料制成,与棉质相比,可保持 50% 的水分,实现极为有效的湿包裹疗法。材料中添加的弹性纤维以使其紧密与皮肤贴合,纤维中的氧化锌能遇水释放给皮肤细胞带来复原所需要的锌元素,强效的抗金黄色葡萄球菌具有防护性,并作为保护层防止搔抓刮伤皮肤。这种新型材料的创新,让特应性皮炎患者能接受到更优质更舒适的湿包裹体验,也让患者更愿意接受该项操作。总之,随着湿包裹疗法在特应性皮炎中应用的不断发展,医护人员在临床上不断摸索,不断改善,将会有越来越多的新型湿包裹材料面市,给特应性皮炎患者带来更多更好的福音。

湿包裹疗法为何会越来越受到医护人员推崇

皮炎湿疹是皮肤科最常见的疾病,而特应性皮炎作为其中最具分量的疾病之一,因发病率高、病程慢、反复发作、难以根治的特点,给皮肤科医生和患者带来很多困扰。虽然目前特应性皮炎仍然无法治愈,但正确的认识和规范的诊疗可以帮助改善疾病控制,减轻患者负担。目前临床上针对特应性皮炎患者主要的治疗方法包括基础治疗(如洗浴)、外用药物治疗(如糖皮质激素 TCS)、系统治疗(如抗组胺药、免疫抑制剂、生物制剂等)、紫外线疗法(窄谱中波紫外线 NB-UVB)、过敏源特异性免疫治疗、中医中药治疗等。湿包裹疗法近些年在国内越来越受到医

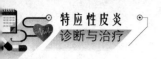
护人员推崇,主要原因在于与传统外用药物治疗比较,其起效迅速、有效修复皮肤屏障,并显著控制患者瘙痒,从而改善患者生活质量,同时减少系统药物的应用。国外研究显示,湿包裹疗法还可应用于缓解各类皮炎、湿疹、结节性痒疹、红皮病、银屑病、皮肤 T 细胞淋巴瘤等所导致的显著瘙痒和干燥。相信湿包裹疗法在未来会被应用于更广的领域。

尽管湿包裹疗法在国内运用的还不是非常成熟,但国外研究已经证实其在控制特应性皮炎患者瘙痒症状方面,在改善患者生活质量方面都有显著效果,值得临床不断探索与推广。目前国内越来越多的医务工作者已经意识到这项操作的重要性及有效性,也在不断探索研究适合中国人群的湿包裹疗法,相信未来湿包裹疗法会给更多特应性皮炎患者带来更大的惊喜。

(吴敏 张怡)

特应性皮炎的治疗——外用药物

特应性皮炎患者常用药膏的类型有哪些

1. 保湿剂等润肤膏的常规应用。

2. 糖皮质激素的应用。局部外用糖皮质激素药膏仍然是治疗特应性皮炎的主要药物，要根据病情的严重程度及范围选用糖皮质激素药膏。

3. 非糖皮质激素的局部免疫调节剂。目前比较常用的是钙调磷酸酶抑制剂。

如何判断皮肤干燥程度及瘙痒强度

1. 判断皮肤干燥程度对于选择保湿剂的剂型和剂量及外用抗炎药物有明确的指导意义。轻度干性的皮肤为有轻微的鳞屑和瘙痒，可伴轻微的红斑，没有疼痛皲裂；中度干燥的皮肤为出现中度鳞屑，轻度或中度瘙痒和疼痛，可伴轻度红斑和皲裂；严重干燥的皮肤为很厚的鳞屑，严重瘙痒和疼痛，至少应有轻度的红斑；可有皲裂并可以很严重。

2. 瘙痒强度是确定特应性皮炎严重程度和评估治疗效果的

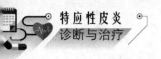
重要指标,但瘙痒是一种主观症状,很难以客观的方式精确测量。视觉模拟评分(VAS)法是目前使用最广泛的方法之一。>0~<3 分为轻度瘙痒,≥3~<7 分为中度瘙痒,≥7~<9 分为重度瘙痒,≥9 分为极重度瘙痒。

特应性皮炎患者如何进行保湿剂的选择

保湿剂一般含有吸湿剂、封闭剂和润肤剂等主要成分。

1. **吸湿剂**　是一类与表皮中天然保湿因子和人体蛋白质、多糖等相似的大分子物质,能使表皮深层和真皮组织的水分进到角质层,实现角质层细胞的再补水。包括甘油、尿素、乳酸、明胶和透明质酸等。

2. **封闭剂**　是一类不溶性的脂类物质,涂抹之后形成疏水膜延缓角质层的经皮水丢失,包括羊毛脂、凡士林、胆固醇、硬脂酸等;凡士林可以减少经皮水丢失超过 98%。而矿物油、硅油和羊毛脂等可以减少经皮水丢失 20%~30%。

3. **润肤剂**　通过填充脱落的角质细胞之间的缝隙使皮肤光滑,包括二甲硅油、油酸、凡士林、植物油、丙二醇、蓖麻油等;尿素兼具润肤剂和封闭剂的作用,防止经皮水丢失,可促进药物吸收,并有一定的抗菌活性。现代化妆品工业在传统保湿剂的基础上添加活性成分如神经酰胺、燕麦胶、胶原蛋白、角蛋白和弹力蛋白等,模拟生理性皮肤屏障中天然保湿因子的组成。

保湿剂的主要作用有哪些

1. **保湿效果**　使用 30～60 min 后即可恢复脂质屏障,保湿效果通常持续 4 h。保湿剂对特应性皮炎患者的水合作用是即时的,而对经皮水丢失的作用则多在 1 h 后达到正常状态。

2. **抗炎作用**　保湿剂通过阻断环氧合酶活性来抑制炎症介质的产生,从而对发炎的皮肤有舒缓作用。

3. **抗有丝分裂作用**　含矿物油的保湿剂对表皮有轻度的抗丝裂作用。

4. **止痒作用**　润肤剂中的成分可下调细胞因子,从而减少瘙痒。

5. **光保护作用**　加入防晒成分的保湿剂兼具防晒作用。

6. **其他**　改善皮肤外观,亦有部分成分具抗菌作用可促进伤口愈合。

如何正确清洁皮肤、正确使用保湿剂
以达到缓解干燥皮肤的最佳效果

保湿剂是常见干燥性皮肤病的基础治疗,保湿剂能够有效预防和减少特应性皮炎的发生及新生儿、儿童和成人的瘙痒、红斑、鳞屑和苔藓样皮肤改变。含 5% 尿素的润肤霜可以使特应性

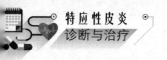
皮炎复发率减少 37％。建议每次洗澡使用沐浴油 15～30 mL，每周使用量 150 mL。健康的皮肤 pH 为 4～5.5，由于传统的肥皂呈碱性，会洗脱皮脂并碱化角质层 pH 至 7.5～8.0，而不利于天然保湿因子(NMF)的生产。故推荐使用低过敏性、无香味、中性或低 pH 的非肥皂清洁剂清洁皮肤，避免使用海绵或搓澡球使劲搓擦皮肤，沐浴时宜用温水(27～30 ℃)，时间宜短(5～10 min)，沐浴后用毛巾拍干身体，洗澡后立即或 3 min 内涂抹保湿剂。

特应性皮炎患者保湿剂的推荐用量是多少

保湿剂作为特应性皮炎的干燥性皮肤病的基础疗法和一线疗法，推荐特应性皮炎患者在疾病急性期、维持期和预防期可全程使用润肤霜。新生儿早期保湿剂干预治疗可降低特应性皮炎的累积发病率，相对风险降低 50％。

1. **多国指南推荐保湿剂的使用量** 婴儿 100 g/周，儿童 150～200 g/周(亦有推荐 250 g/周)，成人 500 g/周(最少 250 g/周)；英国皮肤病学会推荐儿童 250 g/周，成人 600 g/周。

2. **按指尖单位(FTU)** 指从 5 mm 直径的药膏管口挤出药膏于成人示指最后一个指节的量约为 0.5g，可以覆盖 2％体表面积。一般面颈部 2.5 FTU，躯干前后各 7 FTU，单臂 3 FTU，单手 1 FTU，单腿 6 FTU，单足 2 FTU。

3. **按单位面积定量** 保湿剂可以 10 g/m² 体表面积的量使用，或涂抹量达到 1～2 mg/cm²(软膏或乳膏)，2～3 mL/cm²。

多数指南推荐涂抹保湿剂 2～3 次/d。

特应性皮炎患者保湿剂的推荐涂抹次数是多少

目前对于保湿剂的使用次数尚无国际统一的标准。美国特应性皮炎指南认为保湿剂的使用可不限次数、随时使用。英国皮肤病学会建议,特应性皮炎患者应每隔 4 h 或每天至少使用 3～4 次保湿剂。软膏类保湿剂一般涂抹 2～3 次/天,乳膏和乳剂类的使用 4～6 次/天。2 岁以下儿童的皮肤特点是表皮和角质层较薄,含水量较高,经皮水丢失增加,皮肤 pH 高,脱屑多。且婴儿的体表面积与体重比很高,需要增加保湿剂的用量,以减少经皮水丢失和外用药物的用量。此外,涂抹保湿剂 8 h 后,体表残留量仅余 50%,也需要重复涂抹以保证疗效,故儿童保湿剂的使用频率可根据病情涂抹 2～6 次/天。

保湿剂使用过程中有哪些注意事项

1. 一般建议在全身应用保湿剂前,选择一小片皮肤上试用并观察 24 h,以验证有无刺激性或过敏现象发生。

2. 患者对外用治疗的依从性差异较大(32%～93%)。初始治疗时依从性高,随着时间有所降低。最高依从性是治疗开始的 3 天内,最低依从性是治疗开始后的 8 周疗程。一项研究显示

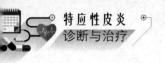
通过专业人员的健康教育后特应性皮炎患者使用保湿剂的量递增了 800％,在降低特应性皮炎严重度的同时,也减少糖皮质激素的用量。

3. 保湿剂中以软膏制剂的保湿效果最好,乳膏次之,但患者对软膏的耐受性可能较差,对乳膏制剂的耐受性往往更好且依从性更高,而乳液因高含水量会导致蒸发而使皮肤干燥,故对治疗无效。

4. 使用纯油产品如椰子油而非配方制剂,会使皮肤更为干燥,故不推荐使用纯油产品。

5. 一些中重度皮肤干燥的患者在涂用保湿剂后会有蜇感或烧灼感,这与保湿剂中添加防腐剂有关。故在发炎的皮肤上直接单独使用保湿剂,因患者的耐受性差而难以坚持,最好先治疗皮肤的急性炎症。

6. 在没有充分局部抗感染治疗的情况下,单独使用保湿剂有播散性细菌和病毒感染增加的风险。

7. 尿素和丙二醇可能会对婴儿皮肤有刺激作用,尿素可能致肾功能障碍,故 2 岁以下幼儿患者应避免使用含尿素和丙二醇的保湿剂,而对特应性皮炎患儿大量预防性使用含有完整蛋白质(如燕麦胶)的保湿剂,可能有增加皮肤过敏的风险。

8. 大罐包装的保湿剂比小管包装的保湿剂有更大的消耗量(分别为 $1.7 \, mg/cm^2$ 和 $0.7 \, mg/cm^2$),故推荐泛发性干燥性皮肤病的患者购买大包装的保湿剂,频繁的薄涂抹比较少次数的厚涂更有效。

特应性皮炎患者如何选择
不同强度的糖皮质激素

迄今为止,激素的药理作用已得到公认。糖皮质激素的主要作用包括抗炎症、免疫抑制、血管收缩和抗有丝分裂效应等。激素不但可作用于多种免疫活性细胞和炎症细胞(如 T 细胞、单核细胞、巨噬细胞、抗原提呈细胞)干扰抗原递呈并抑制前炎症细胞因子释放,还可抑制表皮的主要构成细胞—角质形成细胞的增殖。故外用激素一直是特应性皮炎局部抗感染治疗的主流药物。目前,不论是美、欧、韩、日等国,还是我国的指南或共识,均把外用激素列为特应性皮炎局部治疗的一线药物。

不同的皮肤病对外用激素治疗的敏感性不同。因此,根据不同的皮肤病选择不同强度的外用激素。特应性皮炎属于对外用激素中度敏感的炎性皮肤病,一般选择中效或强效外用激素进行治疗。当针对具体的特应性皮炎患者时,应根据特应性皮炎患者的年龄、皮损部位、皮损面积、严重程度和分期,选择合适效能强度的外用激素。

1. 基于年龄的考虑,对于 12 岁以下儿童一般不主张使用超强效及强效的外用激素,而宜使用中弱效的外用激素。对于老年个体,因通常已存在一定程度的皮肤萎缩,也应慎用超强效及强效的外用激素制剂。

2. 基于皮损部位的考虑,不同部位激素的吸收率由高至低

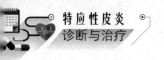

依次为阴囊＞面颊＞前额＞头皮＞大腿屈侧＞前臂及后背＞掌跖。对于面部、头皮、皱褶区（颈、腋、腹股沟、阴囊及肛周）等外用激素吸收率高的区域，应选择低浓度、弱效或中效外用激素制剂。

3. 基于皮损面积的考虑，为避免外用激素系统吸收的风险，不主张大面积使用外用激素，外用激素的应用面积应＜10％体表面积。对于特应性皮炎患儿，由于其体表面积与体重比更大，同样剂量外用激素的使用在儿童会吸收得更多，因此更应避免大面积使用外用激素。对于皮损范围广泛的重度特应性皮炎患者，单纯外用激素已不能作为治疗的主要手段，加用系统用药和光疗是绝对必要的。

4. 基于皮损性质和分期的考虑，急性期通常使用较强效的外用激素尽快控制病情，在皮损及症状有效控制后应及时更换强度较弱的外用激素巩固疗效。对单一皮损而言，较薄的皮损选择中效激素即可；而慢性肥厚性皮损应选择强效激素，甚至可采用封包疗法。不同病期皮损对外用剂型的要求按皮肤科外用药物使用原则选用。

特应性皮炎患者的激素涂抹次数如何抉择

在具体使用外用激素时，应正确把握用药频率、用药时间、用量剂量、持续或间断用药、联合用药的合理性和必要性。在特应性皮炎治疗中，普遍采用每日外用激素2次。某些新型强效外用激素制剂的临床观察证实,每日外用激素1次与2次治疗特应性皮炎的疗效相当。尚无任何研究表明进一步增加外用激素每天涂药次数,可提高疗效、缩短病程。因此,目前治疗特应性皮炎时外用激素的用药频率通常每日1~2次。由于外用激素进入皮肤的最大量在外用2 h以内,最明显的血管收缩作用在外用6 h之后。因而,激素外用最佳时间是在晚上。

特应性皮炎患者外用激素的用量如何抉择

目前并无普遍接受的统一标准。特应性皮炎患者外用激素的用药剂量主要受其皮损面积、用药次数、疗程持续时间和特应性皮炎患者对治疗依从性的影响,这在临床实际工作中很难准确计量。近些年来提出的成人示指指尖单位(FTU),有助于皮肤科医生和患者判断外用激素用量。FTU是指管口直径为5 mm的标准药膏管中挤出的覆盖从示指远端指节皱褶处到示指指尖的药膏剂量。1个FTU约0.5 g,大约可覆盖相当于成人2只手单面的面积(按体表面积9分法则相当于2%体表面积)。外用激素治疗效能并不因用药剂量增加而继续增强,这是因为即使外用激素用量增加,只有一定量的激素才可能透过表皮角质屏障而发挥作用。在特应性皮炎急性发作时,每日使用外用激素,连续治疗数周,以尽快控制皮损。在病情明显改善后,可逐渐减少用药次数和用药剂量。在控制特应性皮炎皮损后,近些年推荐采用积极主动疗法(proactive approach),以更好地预

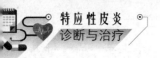

防特应性皮炎复发,即每周连续使用2～3 d外用激素于经常复发皮损部位的间断维持用药方法。由于特应性皮炎患者存在着皮肤屏障损害,在特应性皮炎治疗过程中,保湿滋润剂的使用与外用激素治疗相配合是绝对必要的。外用激素还可与外用钙调神经磷酸酶抑制剂(0.03%及0.1%他克莫司软膏和1%吡美莫司乳膏)联合使用,通常先用外用激素数周控制特应性皮炎皮损,以后改为外用钙调神经磷酸酶抑制剂维持治疗。

特应性皮炎应如何选择钙调磷酸酶抑制剂

1. 钙调磷酸酶抑制剂的分类

外用钙调磷酸酶抑制剂(Topical calcineurininhibitors, TCS)是用于皮肤病学的相对较新的一类药物,包括他克莫司和吡美莫司。他克莫司(Tacrolimus)是从链霉菌培养液中分离出的发酵产物,其外用制剂为0.03%或0.1%软膏。吡美莫司(Pimecrolimus)是由链霉菌产生的子囊霉素巨内酰胺的衍生物,其外用制剂为1%乳膏。该类药物通过抑制促炎细胞因子的合成起作用。他克莫司软膏的抗炎效力类似于具有中等活性的皮质类固醇,而吡美莫司乳膏活性比皮质类固醇更弱。两者具有相似的化学结构和分子量(约800 Da)。其分子结构允许有效的皮肤渗透,但渗透性能又不如外用糖皮质激素,因此可以避免较多的全身药物吸收。长期使用不会有外用糖皮质激素所产生的不良反应,不引起皮肤萎缩,并且由于通过皮肤吸收至全身的药物很少,也没有全身免疫抑制的不良反应,疗效好,安全性高。TCIS 唯一被批准使用的适应证是特应性皮炎。

2. 外用钙调磷酸酶抑制剂的作用机制

TCS 抑制促炎细胞因子的合成。TCS 可抑制细胞增殖的信号传导通道。他克莫司已被证实可以抑制 T 细胞活化,它与细胞质内免疫亲和蛋白(也称为 FKBP, FK506 结合蛋白)结合后形成由他克莫司-FKBP-12、钙、钙调蛋白和钙调磷酸酶构成的复合物,从而抑制钙调磷酸酶的活性,阻止活化 T 细胞核转录因子(NF-AT)的去磷酸化和易位,抑制记忆 CD4＋T 细胞的细胞因子产生。细胞因子转录阻断导致 Th1 和 Th2 依赖性的白细胞介素(IL)-2, IL-3, IL-4, IL-5, 干扰素-γ(IFN-γ)和肿瘤坏死因子-α(TNF-α)表达降低。所有这些因子都参与早期阶段的 T 细胞活化。他克莫司还可抑制皮肤肥大细胞和中性粒细胞的活化和炎症介质的释放,影响嗜碱性、嗜酸性粒细胞和朗格汉斯细胞的功能,诱导凋亡。他克莫司不影响酪氨酸酶的转录水平,但增加黑素细胞和黑色素瘤细胞水平的酪氨酸酶。他克莫司通过升高黑素体 pH 而诱导黑素体成熟,从而增强黑素体定位的酪氨酸酶的稳定性,并促进成熟黑素体在与 UVB 共同治疗下转移到角质形成细胞。此外,他克莫司在黑素细胞和黑素瘤细胞的扩散和迁移中起到功能性作用;促进 Syndecan-2 的表达,调节黑素细胞衍生细胞中的黑素生成和迁移。与他克莫司类似,吡美莫司可选择性地抑制前炎症细胞因子的产生和释放。吡美莫司与 FKBP-12 有高亲和性,能抑制钙调磷酸酶的活性,阻断 T 细胞内的炎症细胞因子的合成。吡美莫司可以抑制皮肤肥大细胞和中

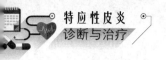
性粒细胞的活化和炎症介质的释放。TCIS 是治疗特应性皮炎重要的抗炎药物,推荐用于面颈部,褶皱部位以及乳房,肛门外生殖器部位控制炎症与瘙痒症状或用于主动维持治疗减少复发,1％吡美莫司乳膏多用于轻中度特应性皮炎,0.03％(儿童用)与 0.1％(成人用)他克莫司软膏用于中重度特应性皮炎。

3. 外用钙调磷酸酶抑制剂的使用原则

主要根据病情严重程度,一般首先头 3～4 d,外用糖皮质激素,每日 1 次或 2 次,直至症状改善。其次,交替使用外用糖皮质激素和钙调磷酸酶抑制剂(每日 1 次)或单独使用 1％钙调磷酸酶抑制剂乳膏每日 2 次。然后,在皮疹完全消失和瘙痒完全改善后,在所有曾经发作的受累部位,钙调磷酸酶抑制剂每日 1 次或者根据医嘱减少次数,进入钙调磷酸酶抑制剂主动维持治疗。同时必须配合保湿润肤基础治疗。

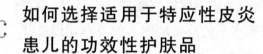

如何选择适用于特应性皮炎患儿的功效性护肤品

特应性皮炎是儿童最常见的一种慢性、复发性、炎症性皮肤病。我国 1 至 7 岁儿童特应性皮炎发病率 2002 年为 2.78％,2015 年为 12.94％,呈逐年上升趋势。国内外研究表明,皮肤屏障功能受损及炎症反应是特应性皮炎发生的重要因素,用于特应性皮炎患儿的功效性护肤品指具有安全性高,又有修复皮肤屏障功能、保湿、滋润、抗炎等功效的护肤品(以下简称:功效性护肤品),能减少特应性皮炎的复发频率和严重程度,延长特应性皮炎的缓解期,减少外用激素的用量和频率,改善其生活质量。因此,国内外均将功效性护肤品作为特应性皮炎的基础治疗。

1. 在特应性皮炎患儿中选用功效性护肤品的必要性

(1) 修复皮肤屏障功能。皮肤屏障功能受损是特应性皮炎发生的核心机制之一。特应性皮炎患儿皮肤(特别是皮损处)神经酰胺(ceramide)含量减少、角质层丝聚蛋白(filaggrin,FLG)表达降低是引起皮肤屏障功能受损的主要原因。皮肤屏障功能受损导致皮肤 pH 值上升,经表皮水分丢失(transepidermal water loss,TEWL)增加,角质层含水量下降以及皮脂含量降低,从而引起 Th2 介导的皮肤和系统炎症反应,导致皮损发生、瘙痒加剧,并进一步促进特应性进程(食物过敏、哮喘等)。研究表明,具有修复皮肤屏障功能和保湿作用的功效性护肤品可修复特应性皮炎的皮肤屏障功能,降低经表皮水分丢失,增加皮肤含水量,从而改善特应性皮炎临床症状,如:减轻红斑、皲裂及苔藓样变,缓解皮肤干燥及皮肤瘙痒等症状。轻度特应性皮炎患儿规范使用功效性护肤品能达到临床缓解。

(2) 减少外用激素药物的使用。中、重度特应性皮炎患者需外用糖皮质激素抗感染治疗,由于糖皮质激素长期应用存在不良反应,因此,婴幼儿及儿童应根据不同部位、皮损状态选择合适强度的糖皮质激素,并酌情限制使用时间。而特应性皮炎患儿规律使用功效性护肤品可在一定程度上减少糖皮质激素用量。在特应性皮炎缓解期,还可 2 次/d 或更多次地外用润肤剂作为长期维持治疗。有研究指出隔日糖皮质激素联合 2 次/d 润

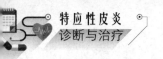

肤剂的治疗效果与单一 1 次/d 或 2 次/d 激素疗法效果相同。因此,功效性护肤品可推荐用于长期缓解婴幼儿及儿童特应性皮炎的临床症状。

(3) 降低特应性皮炎的复发风险。有研究表明,急性期在特应性皮炎患儿皮损处外用糖皮质激素及含有青刺果油的皮肤屏障修复润肤剂 2 次/d,直至进入维持期,继续 2 次/d 全身外用润肤剂,可显著改善临床症状,提高患儿生活质量。同时,复发风险、复发率、平均复发时间都有显著改善。另有临床观察研究发现,在特应性皮炎治疗缓解期 2 次/d 使用含有神经酰胺的皮肤屏障修复润肤剂及 1 次/d 沐浴,首次复发时间也可显著延长。对于有特应性家族史的高危婴儿自出生后起每日应用润肤剂可以显著降低特应性皮炎发病率。

2. 适用于特应性皮炎患儿的功效性护肤品的活性成分及作用

传统意义上的润肤剂(emollient)主要含有湿润剂(humectant,增加角质层含水量,如尿素和甘油)和封闭剂(occlusive,减少经表皮水分丢失,如凡士林)。近年来,随着具有修复皮肤屏障功能、保湿、抗炎功效的活性成分研发的不断深入,并将其添加到功效性护肤品的成分中,使传统意义上的润肤剂增加了修复皮肤屏障功能、抗炎功效,且保湿滋润作用也增强,使其在临床广为应用。其主要活性成分为以下几种。

(1) 神经酰胺。一方面可作为生理性脂质成分加强皮肤屏障功能,另一方面作为第二信使,可促进角质形成细胞分化、抑制细胞增殖及调节角质形成细胞凋亡代谢,维持皮肤屏障功能的稳态。透明质酸亦可促进角质形成细胞的增殖和分化,具有修复皮肤屏障的作用。一些植物提取物也可修复皮肤屏障功能。有研究表明,青刺果油可促进角质层神经酰胺、胆固醇、游离脂肪酸等细胞间脂质合成,提高丝聚合蛋白表达,促进天然保湿因子(natural moisturizing factor, NMF)合成,可修复皮肤屏障功能、改善皮肤微生态。麦冬果聚糖(麦冬提取物)可促进Claudin-1、ZO-1蛋白合成,加强表皮紧密连接,刺激脂质合成,具有修复皮肤屏障的作用。胶原可被人体细胞识别并黏附,通过信号传导途径促进表皮细胞迁移和损伤修复、促进皮肤屏障修复,改善皮肤角质层含水量,增加皮肤弹性。此外,葵花籽油脂质活性成分可通过调节表皮细胞间脂质的含量及组成,修复皮肤屏障

(2)透明质酸(hyaluronic acid, HA)是一种大分子酸性黏多糖,存在于真皮基质中,是维持皮肤水合作用的重要成分,具有保水、润滑、调节渗透压等作用。甘油本身亦具有吸湿作用,可吸收真皮及环境中的水分,增加表皮含水量,减少经表皮水分丢失,提高水通道蛋白3的表达,是常用的保湿剂。聚谷氨酸钠,又称纳豆菌胶,亲水能力强,具有良好保湿效果,并能抑制透明质酸酶的活性。β-葡聚糖可促进角质形成细胞和成纤维细胞迁移,增加角质层含水量,具有保湿滋润、改善皮肤干燥的作用。泛醇,即维生素原B_5,具有保湿功效,能改善皮肤粗糙度、鳞屑和弹性。积雪草提取物中所含的积雪草酸、羟基积雪草酸、积雪草苷、羟基积雪草苷能促进胶原蛋白Ⅰ和Ⅲ以及黏多糖合成,促进伤口愈合。牛油果树果脂、角鲨烷、矿脂均为保湿剂中良好的封闭剂,为角质层补充一定的脂质成分,并能在皮肤表面形成封闭膜,以减少经表皮水分丢失,维持角质层含水量的稳定,起到封

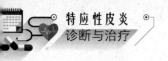
闭滋润的作用。生育酚乙酸酯属于维生素 E 衍生物,具有抗氧化及滋润作用。

（3）金盏花中含有的多糖成分可抑制炎性细胞因子释放,具有抗炎作用。马齿苋提取物可明显减轻二甲苯致小鼠耳郭肿胀程度,并抑制炎性细胞因子释放,具有抗炎作用,同时,还有抗菌、抗过敏作用,减轻皮肤瘙痒。陆地棉提取物富含棉籽肽,通过刺激 XPC 蛋白的表达,激活 DNA 修复系统。可减少光暴露下的皮肤发生细胞老化,减轻炎症和红斑的发生风险,具有舒缓、抗炎、抗刺激功效。甘草酸二钾可降低透明质酸酶活性,减少紫外线引起的红斑,具有抗炎、抗过敏作用。天然来源 α 红没药醇可降低炎症介质释放,具备抗炎、抗刺激作用。

特应性皮炎患儿应用功效性护肤品有哪些原则

1. **功效性护肤品总体需具备的特点**　吸湿能力强,不受外界湿度影响;无色无味、无毒无刺激、无侵蚀性;与其他物质相容性好,不易氧化。

2. **常用剂型**　为乳剂和霜剂,需要综考虑特应性皮炎患儿个体差异、皮肤状态、季节、气候等因素,选择合适的剂型。就季节而言,考虑到霜剂中封闭剂含量高、滋润度高,一般冬季和北方的春季、秋季使用;乳剂中保湿剂含量高、保湿效果好,适合夏季和南方的春季、秋季使用。皱褶、易出汗的部位可适当减少应用或选择较四肢稀薄的剂型。

3. **涂抹次数** 多数推荐每日使用1~2次润肤剂进行皮肤护理,皮损或干燥部位可适当增加使用次数。

4. **使用剂量** 建议足量应用,欧洲共识推荐特应性皮炎患儿使用100 g/周,成人500 g/周。英国指南建议每周用量为250~500 g。

5. **功效性护肤品与外用药物哪个先使用** 这一问题尚未达成共识。外用先后顺序可以视药物的剂型选择而决定,外用药物如为霜剂(cream)建议在使用功效性护肤品之前,软膏(ointment)则在外搽功效性护肤品之后使用,以达到最佳吸收效果。推荐在浴后3~5 min内使用功效性护肤品最佳,让皮肤保持一定程度的湿润有利于吸收。

6. **与外用药物联合序贯治疗** 有研究指出,当疾病进入恢复期,停用糖皮质激素后单纯外用功效性护肤品可以减少特应性皮炎的复发。因此,建议采取功效性护肤品联合糖皮质激素、钙调磷酸酶抑制剂序贯治疗特应性皮炎,即:在特应性皮炎进展期时,功效性护肤品与糖皮质激素、钙调磷酸酶抑制剂等联合外用治疗,当进入恢复期时,减少或用糖皮质激素或钙调磷酸酶抑制剂,单纯外用功效性护肤品防止疾病复发。

特应性皮炎患儿使用功效性护肤品的注意事项有哪些

1. 功效性护肤品中的某些传统成分,在特应性皮炎患儿的

应用中存在风险,如:丙二醇和高浓度的尿素具有刺激性及毒性,应避免在 2 岁以下儿童应用。

2. 一些含橄榄油、椰子油等成分的纯油类护肤品,由于其油酸含量过高,会增加经表皮失水量(TEWL),因此不推荐外用。

3. 避免含以完整蛋白质形式提供氮元素的变应原(如花生、燕麦等)和半抗原成分(羊毛脂、甲基异噻唑啉酮等),以免增加过敏风险,尤其在 2 岁以下儿童应谨慎使用。

4. 由于特应性皮炎患者皮肤屏障受损,抵御外界刺激的能力下降,因此,在选择具有抗炎、修复皮肤屏障等作用的功效性护肤品时,需注意应选择通过实验及临床验证其有效性及安全性的功效性护肤品,以提高其临床应用的效果,避免不良反应发生。

5. 对于中、重度特应性皮炎患儿,单独使用功效性护肤品并不能控制病情且皮肤耐受性差,常导致刺激和疼痛感,因此仍需要足够的抗感染治疗,如糖皮质激素的使用。

6. 当发生感染时,单独使用功效性护肤品而无有效的抗菌治疗,将显著增加发生播散性细菌和病毒感染的风险,因此,必要时需联合糖皮质激素和(或)抗生素药膏治疗特应性皮炎。

7. 由于特应性皮炎患者皮损部位及非皮损部位均存在不同程度的皮肤屏障功能异常,因此建议全身使用润肤剂。

(吴敏　张怡)

特应性皮炎的治疗——传统药物

特应性皮炎的传统药物有哪些

1. **口服抗组胺药物** 用于特应性皮炎瘙痒的辅助治疗,特别是对于伴有荨麻疹、过敏性鼻炎等过敏并发症的患者,推荐使用第二代非镇静抗组胺药治疗,必要时可以加倍剂量治疗;对于瘙痒明显或伴有睡眠障碍患者可尝试选用第一代或第二代抗组胺药,考虑到第一代抗组胺药对睡眠质量(快速动眼期延迟并减少)及学习认知能力的影响,不推荐长期使用第一代抗组胺药,特别是儿童。

2. **免疫抑制剂** 包括了环孢素、硫唑嘌呤、甲氨蝶呤。适用于重度特应性皮炎且常规疗法不易控制的患者,使用时间多需6个月以上。应用免疫抑制剂时必须注意适应证和禁忌证,并且应密切监测不良反应。

3. **糖皮质激素** 临床选择短期应用于病情严重、其他药物治疗无效的患者。推荐剂量 0.5 mg/(kg·d)(以甲泼尼龙计),病情好转后及时减量停药,对于较顽固病例,可先用糖皮质激素治疗,之后逐渐过渡到免疫抑制剂或紫外线疗法。应避免长期应用,以防止或减少不良反应的发生。

4. **抗感染药物** 系统抗感染药物主要适用于病情严重患

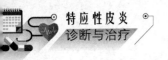
者,特别是有渗出者,或已证实有继发感染的患者,可短期予系统抗感染药物(7～10 d)。

H₁ 抗组胺药的作用机制是什么

H₁ 抗组胺药是很多临床医生和患者经常选择用于治疗特应性皮炎的系统用药之一,而且 H₁ 抗组胺药物系统应用在国内外教科书和诊治指南中均将此类药作为治疗特应性皮炎的标准治疗用药之一,但目前尚没有大样本的随机、双盲、安慰剂对照的临床试验证实其有效性。相比荨麻疹来说,抗组胺药物对特应性皮炎所伴发的瘙痒控制效果并不理想,这可能与除了组胺、炎症因子(如 IL-31 等)在特应性皮炎瘙痒中可能起着更为重要的作用有关。虽然部分抗组胺药在体内外研究具有一定的抗炎症特性,但要取得真正的症状缓解需要超常规剂量使用。

传统上认为 H₁ 抗组胺药作用机制主要体现为阻滞 H₁ 受体。H₁ 抗组胺药对 H₁ 受体具高度选择性,在低浓度时能竞争性阻滞组胺与 H₁ 受体的结合及其活性。近年由于分子药理学和电生理学等的进展,对 H₁ 抗组胺药的作用机制有了进一步的了解,提出了抗组胺药反向激动剂的理论。即组胺受体存在非活化和活化状态,两者处于动态的平衡中。在组胺存在的情况下,受体向活化状态转化;在 H₁ 抗组胺药作用下改变了受体活化的状态,使活化的受体向非活化状态转变,从而下调受体的活性,抑制了组胺作用,即抗组胺药物作为反向激动剂而起作用。

H_1 抗组胺药在特应性皮炎中的作用主要是中枢镇静、抑制肥大细胞、嗜碱性粒细胞释放组胺、稳定肥大细胞膜及抗炎作用。其中第一代 H_1 抗组胺药的中枢镇静作用明显,控制瘙痒比第二代强,但其半衰期短,不良反应较多,且无明显的抗炎症作用,限制了其临床应用;第二代 H_1 抗组胺药具有半衰期长、中枢镇静作用小、不良反应少的特点,已被广泛应用。

H_1 抗组胺药临床如何应用

H_1 抗组胺药临床适用于局部用药不能缓解瘙痒症状的特应性皮炎患者。首选第二代 H_1 抗组胺药,如口服盐酸西替利嗪 10 mg,1 次/d,或左西替利嗪 5 mg,1 次/d,或咪唑斯汀 10 mg,1 次/d,或盐酸奥洛他定 10 mg, 2 次/d。如瘙痒症状严重尤其影响睡眠者可口服盐酸赛庚啶 2~4 mg, 3 次/d 或 1 次/d,或富马酸酮替芬 1 mg, 3 次/d 或 1 次/晚。

H_1 抗组胺药的不良反应有哪些

第一代抗组胺药物可引起注意力下降、反应变慢、警觉度下降、头晕、口干、视物模糊、尿潴留、厌食、恶心、呕吐、便秘等症状。第二代抗组胺药物由于不具有亲脂性,因此一般无或轻度中枢镇静作用。在临床中要根据患者的年龄、有无青光眼和前

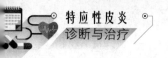
列腺增生等并发症合理选择。

环孢素 A 的作用机制是什么

环孢素 A(CsA)主要作用于辅助性 T 细胞(helper T lym-phocyte, Th 细胞)。CsA 进入 T 细胞后,首先与亲环蛋白(cyclophilin)结合形成复合物,抑制钙调磷酸酶(calcineurin)的活性,从而抑制了活化 T 细胞核因子(nuclear factor of activated T-cells, NF-AT)的激活。NF-AT 受抑制影响了白细胞介素 2(Inter- leukin 2, IL-2)和其他几种细胞因子的转录,从而抑制了调节 T 细胞活化关键的信号转导通路。据报道,它也影响 B 细胞和树突状细胞,还可以抑制成纤维细胞和角质形成细胞的生长相关通路。

环孢素临床如何应用

环孢素常用的起始剂量 3~5 mg/(kg·d),分 2 次口服,控制病情后渐减量至最小剂量维持[0.5~1 mg/(kg·d)],疗程建议不超过 2 年;有一项临床研究研究了 602 例重度特应性皮炎患者在持续 CsA 治疗 6~8 周后的临床疗效,发现初始剂量较高的患者[4~5 mg/(kg·d)]比初始剂量较低的患者[2.5~3 mg/(kg·d)]更能较快改善病情,治疗 2 周时,病情严重度分别降低了 40%和

22％;但在 6～8 周,2 组间总体疗效无明显差异,但接受高剂量CsA 治疗的患者较低剂量组不良反应发生率明显增多。有研究发现,持续时间较长的低剂量 CsA 治疗有助于减少不良反应,并降低停药后复发风险。因此,用较高的初始剂量 CsA 控制病情后,应逐渐减量维持或者停药,以减少不良反应并防止停药后病情复发。推荐应用 2 周初始剂量为 5 mg/(kg·d)的 CsA,然后根据临床反应和血清肌酐水平在随后的 2～3 个月内缓慢减量。治疗总长度通常为 6 个月。鉴于持续应用 CsA 治疗特应性皮炎可能出现潜在的不良反应,可以使用间歇给药方案,即在病情控制后,改用 CsA 5 mg/(kg·d)的周末间歇治疗方案。这种方法增加了长期 CsA 治疗的安全性,减少了重度特应性皮炎患者复发的风险。

环孢素的不良反应有哪些

1. **肾毒性** 是环孢素的主要不良反应之一。有多种不同表现,如高血压和电解质异常、急性微血管疾病等。环孢素可引起肾小管间质及肾血管的结构和功能改变,导致肾间质纤维化、血管透明样变、肾小球硬化等,即使环孢素血清浓度正常也可以发生上述改变。环孢素急性肾毒性与肾血流量的下降有关,这种功能性的肾毒性通常不会引起永久性的肾损害,减量或停用后可以恢复。而且环孢素慢性肾毒性与个体的易感性密切相关,就是说并不是每个人用了都会出现肾毒性,是因人而异的。

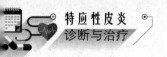
2. **高血压**　十分常见,发生率高达 60%～80%,与肾血管收缩等因素有关。有一部分患者经环孢素治疗后可发生高血压,发生率在成人与儿童相似,环孢素治疗后导致的高血压大多可以用药物控制。老年患者尤其需要注意,同时患有高血压的患者要慎重用这个药。所以有高血压的患者,需要告知您的医生,让他全面了解您的身体情况,才能更好地安全用药。

3. **消化系统毒性**　最严重的是肝功能损伤,比较常见的有厌食、恶心、呕吐、腹泻等。

4. **高脂血症**　包括高胆固醇血症和高甘油三酯血症。

5. **糖耐量异常**　由于环孢素对胰腺有一定损伤,与类固醇激素联用时,会加重损伤,部分患者会出现移植后糖耐量异常及糖尿病。

6. **高尿酸血症及痛风**　由于肾脏尿酸清除率降低引起,最为常见的手法是和利尿药同时使用。

7. **神经毒性**　表现为肢体震颤、头痛、失眠、嗜睡、手掌足底灼烧感等,与剂量有关,严重者会出现严重神经系统并发症如惊厥、癫痫,但很少出现。

8. **感染及肿瘤**　由于免疫抑制的作用,环孢素会增加呼吸道感染的发生概率,长期服用有可能会增加发生淋巴瘤和其他恶性肿瘤,特别是皮肤癌的风险。而对于淋巴细胞增生性疾病,发现了立即停药是有效的。考虑到皮肤恶性病变的潜在危险,所以服用环孢素治疗的患者应避免过度暴露在紫外线下。

9. **内分泌异常**　包括多毛、牙龈增生、痤疮、皮肤增厚粗糙等。

一般来说，上述不良反应在药物减量或停药后是可逆的。为了避免不良反应的发生，治疗期间应该密切注意患者的临床症状和实验室检测结果，包括肾功能、尿常规、血钾、肝功能、血压等。另外还需要注意的地方是在使用环孢素治疗期间可能降低疫苗接种的效果，应避免使用减毒活疫苗。

使用环孢素期间需要检测哪些化验指标

环孢素最终被大家接受以及成为免疫抑制药物中的一颗新星，与它令人信服的作用和无可取代的优势有关，因为它有着强大的免疫抑制作用以及比其他一般免疫抑制剂小的毒性反应。虽然不良反应相对小，但不代表没有。以环孢素最主要的不良反应肾毒性为例，环孢素是否出现慢性肾毒性与个体的易感性密切相关。所以用药前及用药期间要密切监测肌酐、尿素氮等肾功能相关指标，以及时调整用药。这也是为什么用了药之后，医生反复强调一定要定期复诊，定期检查血常规、肝肾功能的原因。

针对环孢素其他的不良反应，还需要定期检查的有血压、血脂、尿酸水平等。根据化验结果及时调整药物用量。

既往还建议检测环孢素血药浓度，但值得注意的是，目前有观点认为血药浓度与药物疗效或不良反应没有非常确定的关系，如血药浓度在正常治疗范围内也并不能排除肾毒性等不良反应的可能性。

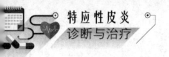
哪些人不宜用环孢素

环孢素是一种免疫抑制药,它的常见不良反应有肾脏毒性、高血压、多毛症、震颤、肝疲劳、齿龈增生、胃肠道功能失调(食欲不振、恶心、呕吐、腹痛和腹泻)以及手足灼热感。偶见头痛、皮疹、轻度贫血、高钾血症、高尿酸血症、低镁血症、体重增加、水肿、胰腺炎、感觉异常、惊厥、可逆性痛经或闭经。并且有研究报道长期口服环孢素可能有增加恶性肿瘤,特别是皮肤恶性肿瘤的风险,因此环孢素不适用于:①有慢性或者活动性感染的人群,比如结核病患者;②有恶性肿瘤,特别是恶性皮肤肿瘤病史的人群。此外,环孢素存在一定肾毒性和诱发高血压的风险,因此,有严重肾功能损害的患者,以及高血压未能有效控制的患者,不建议使用环孢素。此外,环孢素的孕期安全分级为C,因此孕妇需要在谨慎权衡利弊,仅当利大于弊的时候才推荐使用;环孢素可出现于母乳中,故哺乳期不建议使用环孢素。

硫唑嘌呤的作用机制是什么

硫唑嘌呤(AZA)口服吸收后,在体内迅速转化为6-巯基嘌呤(6-mercaptopurine, 6-MP)。6-MP有三条相互竞争的代谢途径:①经黄嘌呤氧化酶(xanthine oxidase, XO)转化为最终产物硫尿酸(6-thiouric acid, 6-TU)并排出体外;②经巯嘌呤甲基转移酶(thiopurine methyl-transferase, TPMT)转化为中间产物 6-甲基巯嘌呤(6-methyl mercatopurine, 6-MeMP);③经过次黄嘌呤—鸟嘌呤磷酸核糖转移酶(hypoxanthine guanine phosphoribosyltransferase, HGPRT)转化为 AZA 的有效活性产物鸟嘌呤核苷酸(thioguanine nucleotides, TGNs)。6-MP 在核苷酸代谢活跃的器官首先产生 TGNs,由 HGPRT 和肌苷酸脱氢酶(inosine monophosphate dehydrogenase, IMPDH)介导,负责 AZA 的免疫抑制作用;其次由 TPMT 介导产生 6-MeMP,负责 AZA 的毒性作用。TGNs 通过抑制嘌呤核苷酸的生物合成来抑制 DNA 和 RNA 的合成,从而抑制 T、B 细胞的增生。此外,TGNs 还可通过调节 Rac-1 基因活性和线粒体途径促进 T 细胞的凋亡,从而发挥抗炎及免疫抑制作用。

硫唑嘌呤在临床如何应用

硫唑嘌呤每日 50～100 mg,可先从小剂量开始,用药前需进行巯基嘌呤甲基转移酶(TPMT)基因分型检测,其间严密监测血象,若有血红蛋白和白细胞减少,应立即停药。

硫唑嘌呤的不良反应有哪些

硫唑嘌呤常见的不良反应包括恶心、呕吐等胃肠道症状,骨髓

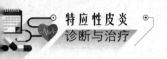

抑制、感染、头痛、肝毒性和过敏反应,长期治疗可能使恶性肿瘤的风险性增高。TPMT 是 AZA 代谢过程中具有遗传多态性的重要酶,与 AZA 的疗效及不良反应密切相关。患者 TPMT 活性越低,TGNs 水平越高,6-MeMP 水平越低。由于 TGNs 和治疗反应和骨髓抑制呈正相关,6-MeMP 和肝毒性呈正相关,因此,TPMT 活性越低,治疗反应越好,骨髓抑制风险越高,而肝毒性风险越低。有研究发现 TPMT 中等活性组骨髓抑制的发生率为14.3%,TPMT 高活性组骨髓抑制的发生率为 3.5%。因此,用药前进行 TPMT 活性检测有助于减少 AZA 的骨髓抑制的风险。有研究建议,TPMT 活性正常者(≥15.4 U/mL)AZA 起始剂量为 2.5 mg/(kg·d),可能携带一个 TPMT 突变等位基因者(11.9~15.3 U/mL)AZA 起始剂量为 2.0 mg/(kg·d)或 2.5 mg/(kg·d),确定携带一个 TPMT 突变等位基因且 TPMT 活性中等者(6.0~11.8 U/mL)AZA 起始剂量为 1.0 mg/(kg·d),TPMT 活性低者(≤5.9 U/mL)不建议予以 AZA 治疗;怀孕或哺乳期妇女以及肝、肾和免疫系统受损者也不宜用 AZA 治疗。由于 TPMP 活性和疗效和不良反应相关,因此在治疗前和治疗期间应监测 TPMT 活性、血细胞和肝酶水平,以便及时调整剂量,从而提高疗效、减轻不良反应。

甲氨蝶呤的作用机制是什么

甲氨蝶呤(MTX)是叶酸类似物,可竞争性抑制二氢叶酸还原酶(dihydrofolate reductase, DHFR),阻碍二氢叶酸(dihydrofolic acid)转化为四氢叶酸(tetrahydrofolic acid, FH4),从而抑制 DNA、RNA 和蛋白质的合成,阻碍淋巴细胞的增殖。此外,低剂量 MTX 还有抗炎作用,主要机制是 MTX 可增加内皮细胞和成纤维细胞腺苷的释放,腺苷作为一种内源性抗炎剂,可以减少激活的中性粒细胞黏附到毛细血管内皮细胞膜,从而降低由炎症介质导致的毛细血管通透性增高。

甲氨蝶呤在临床如何应用

甲氨蝶呤可用于治疗难治性特应性皮炎,但尚需更多随机对照研究来确定疗效、最佳剂量范围和反应幅度。MTX 给药方式有口服片剂和注射 2 种,后者生物利用度更好。MTX 用药应视个体情况而定,通常每周给药 1 次,取得最佳疗效的时间平均为 10 周,12～16 周以后增加剂量一般不能提高疗效。病情缓解后,MTX 应逐渐减量或停用。以足够剂量(>15 mg/周)治疗12～16 周无效的患者需考虑停止 MTX 治疗。

甲氨蝶呤的不良反应有哪些

1. **骨髓抑制**　是甲氨蝶呤常见的严重不良反应,表现为粒细胞或血小板降低,甚至全血细胞降低,引起贫血、皮肤黏膜或内脏出血,合并严重感染者甚至危及生命。在治疗期间应密切

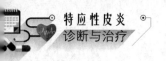
关注患者血象。当出现血小板降低时,患者应减少活动,防止外力碰撞,减少出血机会等。同时采取控制感染的措施,选用广谱抗生素以防止交叉感染。

2.**黏膜损伤** 最多见的为口腔溃疡。应用甲氨蝶呤后,需要加强黏膜护理。预防口腔溃疡,首先要保持口腔清洁;若口腔溃疡已形成,可进行口腔护理;溃疡严重导致不能进食时,可选用2%的利多卡因止痛。

3.**肝脏损害** 多数肝功能损害在停药后可恢复正常,处理不及时则造成严重肝细胞损伤且不可逆。要定期检查肝功能,必要时口服保肝药,当肝酶升高高于2倍时则停药。

4.**肾脏损害** 肾功能异常、尿常规出现蛋白尿或潜血,应停药至肾功能、尿常规检查恢复正常。

5.**胃肠道反应** 胃肠炎、胃溃疡、恶心、呕吐、食欲不佳和腹泻。口服甲氨蝶呤时应饭后服用,以减少对胃黏膜的刺激。必要时可以服用胃黏膜保护药。

6.**皮肤损害** 具体可表现为瘙痒、风疹块、光敏感、脱色、瘀斑、毛细血管扩张、痤疮和疖病等。

甲氨蝶呤虽然有许多不良反应,但只要规范使用,还是"利"大于"弊"的,对于绝大多数患者而言是安全有效的。

哪些人不宜用甲氨蝶呤

甲氨蝶呤的不良反应主要为骨髓抑制,引起贫血,白细胞、红细胞和血小板减少;肝纤维化、肝硬化,其他为恶心、乏力、口腔黏膜糜烂、头痛、脱发、结膜炎、食欲减退、肺纤维化,甚至会引起精子暂时减少和生成缺陷、卵子缺陷等。既然甲氨蝶呤有以上这些不良反应,因此并不是所有的特应性皮炎患者都能使用甲氨蝶呤,那么到底哪些特应性皮炎患者不适合应用呢? 我们作了如下的总结:其一,掌握好禁忌证。血常规提示粒细胞计数减少、血小板减少患者慎用,肝肾功能不全者、慢性感染者及孕妇忌用。因为甲氨蝶呤可能导致胎儿畸形,所以女性患者需停药 3 个月以上方可怀孕。同时又因为该药会通过乳汁分泌,所以哺乳妈妈禁用。其二,应用甲氨蝶呤前和治疗期间要常常做化验检查。在开始治疗前,需要化验乙肝抗原抗体、丙肝抗体、艾滋病抗体、妊娠试验,在开始使用甲氨蝶呤前的 3 个月,至少每月化验 1 次血常规、肝肾功能;长期使用时,至少每 3 个月复查一次血常规、肝肾功能。故有显著的肝功能异常、肝炎、肝硬化,肾功能异常的患者不宜使用甲氨蝶呤。其三,严重贫血、白细胞减少、血小板减少、活动性消化道溃疡、活动性感染性疾病、酗酒、免疫缺陷及其他严重疾病、不能配合治疗的患者不适宜用甲氨蝶呤。

应用甲氨蝶呤期间需要化验什么项目

甲氨蝶呤的不良反应主要为骨髓抑制,引起贫血、粒细胞、红细胞和血小板减少;肝肾功能异常、肝纤维化、肝硬化,其他为

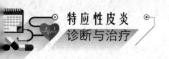

恶心、乏力、口腔黏膜糜烂、头痛、脱发、结膜炎、食欲减退、肺纤维化,甚至会引起精子暂时减少和生成缺陷、卵子缺陷等。针对这些不良反应,应用甲氨蝶呤期间需要化验什么项目来帮助患者监测其不良反应呢? 其一,治疗期间需要定期监测血常规(全血细胞计数及分类、血小板计数),如白细胞或血小板降低,甚至全血细胞降低,引起贫血、皮肤黏膜或内脏出血,合并严重感染者可危及生命。当出现血小板降低时,患者应减少活动,防止外力碰撞,减少出血机会等。同时采取控制感染的措施,选用广谱抗生素以防止交叉感染。必要时停止使用甲氨蝶呤,让患者到血液科进一步积极就诊纠正血象异常。其二,监测肝功能(丙氨酸氨基转移酶、门冬氨酸氨基转移酶、碱性磷酸酶、胆红素、白蛋白),及时采取一些保肝措施,当肝酶升高高于 2 倍时则停药。其三,肾功能(血清肌酐、血尿素、尿液分析、肌酐清除率)及尿常规,肾功能异常、尿常规出现蛋白尿或潜血,应停药至肾功能、尿常规检查恢复正常,必要时肾内科就诊。

甲氨蝶呤治疗期间需要口服叶酸吗,如何应用

我们知道甲氨蝶呤是二氢叶酸还原酶的竞争性抑制剂,因而能够抑制四氢叶酸的形成,能有效地阻断 DNA 和 RNA 合成,能抑制肿瘤细胞的生长与繁殖,它还能抑制炎症因子如白介素-2的合成和中性粒细胞的趋化性,以及抑制体内增殖的被激活的淋巴样细胞,具有抗炎和抑制免疫反应的作用。正是由于以上作用,

甲氨蝶呤在特应性皮炎的治疗中取得满意效果,而且价格便宜,因此,一直是大多数中重度特应性皮炎患者的首选药物。只是,令人矛盾的是甲氨蝶呤又有较多的不良反应,让有些患者不敢使用,以致耽误治疗。其最严重的短期不良反应是骨髓抑制,表现为白细胞或血小板降低,甚至全血细胞降低。最常见的长期的不良反应是肝脏毒性(肝纤维化、肝硬化)。其他包括恶心、乏力、口腔黏膜糜烂、头痛、脱发、结膜炎、食欲减退等。那么,有没有什么药物可以减少其不良反应呢?当然有了,那就是常见的叶酸。叶酸可以减轻甲氨蝶呤引起的胃肠道反应及肝脏损害,因此在甲氨蝶呤治疗期间最好服用叶酸。在服用甲氨蝶呤后第二天用,每天 1 片叶酸,之后每日 1 次,既能减少甲氨蝶呤的不良反应,又能保持甲氨蝶呤的治疗疗效,主要是因为服用叶酸可直接向细胞提供四氢叶酸辅酶,避开甲氨蝶呤的抑制作用,减轻其对细胞的毒性作用。

糖皮质激素的作用机制是什么

糖皮质激素(简称激素)作用机制一方面主要是抗炎止痒,包括抑制炎症介质,如抑制前列腺素和白三烯的产生并促进抗炎症因子的合成;降低血管通透性,减少炎症渗出;抑制炎症细胞活化,减少炎症细胞向炎症部位的聚集及调节细胞因子的产生。另一方面激素还具有免疫抑制作用,包括抑制单核巨噬细胞对抗原的吞噬与递呈,对淋巴细胞有破坏作用,抑制细胞免疫功能及消除免疫反应所致的炎症反应。

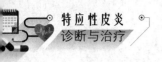
糖皮质激素在特应性皮炎中如何临床应用

　　系统应用糖皮质激素可通过减轻水肿、渗出、炎症细胞浸润，改善局部红肿、灼热和瘙痒等症状。因而可迅速减轻炎症反应和瘙痒症状，以控制疾病继续恶化，但停药后容易复发。因此，临床选择短期应用于病情严重、其他药物治疗无效的患者。推荐剂量0.5 mg/(kg·d)(以甲泼尼龙计)，病情好转后及时减量停药，对于较顽固病例，可先用糖皮质激素治疗，之后逐渐过渡到免疫抑制剂或紫外线疗法。应避免长期应用，以防止或减少不良反应的发生。

糖皮质激素的不良反应有哪些

　　系统应用时注意监测糖皮质激素的不良反应，如水钠潴留、高血压、消化性溃疡、多毛、骨质疏松、糖尿病及继发感染等症状。用药前应仔细评估患者一般情况和其必要性，时刻关注可能发生的糖皮质激素不良反应，减量勿过快，避免病情反跳。

特应性皮炎系统抗感染药物的作用机制是什么

　　由于特应性皮炎患者皮肤屏障先天存在的缺陷和炎症及搔

抓等的破坏,加上免疫功能的异常和表面抗菌肽表达明显降低,特应性皮炎患者皮肤表面定植微生物明显增加,尤其是金黄色葡萄球菌(简称金葡菌)的定植率超过 90%,金葡菌可以作为外源性抗原激活免疫反应,同时其外毒素可以作为超抗原发挥作用,加重特应性皮炎。

特应性皮炎系统抗感染药物的临床如何应用

系统抗感染药物主要适用于病情严重患者,特别是有渗出者,或已证实有继发感染的患者,可短期给予系统性抗感染药物(7~10 d),临床多选择用大环内酯类、四环素类或喹诺酮类抗生素,如阿奇霉素 500 mg, 2 次/d,连续 3 d,或第 1 天 0.5 g 顿服,第 2~5 天 0.25 g/d 顿服;米诺环素 0.5 g, 2 次/d,连续 7 d。合并病毒感染或真菌感染时,可加用相应抗病毒或抗真菌药物。

(陈福娟　高芸璐)

特应性皮炎的治疗——生物制剂和小分子靶向药

什么是生物制剂

近几年,医学治疗上的新名词"生物制剂"已随处可以听见,尤其在自身免疫性疾病和肿瘤的治疗中,"生物制剂"一词对患者并不陌生。但当医生在患者的治疗方案中提及"生物制剂"一词时,大多数患者都觉得生物制剂很"神秘",因此也造成了很多关于生物制剂的谣言,有的病友认为用了生物制剂是"最后一招",用了之后其他的药物就不管用了;也有的人认为生物制剂不良反应大,不要轻易尝试;当然,也有人认为其效果强大,是特应性皮炎治疗的"仙丹"……其实这些认识都是不正确的。那么,究竟什么是生物制剂呢?它的作用是什么呢?下面我们就来揭开它神秘的面纱。

广义上说,生物制剂是以各类具有医研价值的碳基生物为原料,利用传统技术或现代生物技术制造,作用于人体各类生理症状的预防(保健)、治疗和诊断的各种形态制剂,统称生物制剂。而在医疗领域,生物制剂具体指"免疫生物制剂",是指用微生物(细菌、立克次体、病毒等)及其代谢产物有效抗原成分、动物毒素、人或动物的血液或组织等加工而成作为预防、治疗、诊断相应传染病或其他有关疾病的生物制品,包括人用疫苗、人用重组 DNA 蛋白制品、人用重组单克隆抗体制品、微生态活菌等制品。生物制剂主要可通过刺激机体免疫系统，在人体内引起细胞免疫、细胞介导免疫或体液免疫而发挥功效，在各种疾病的治疗中发挥作用。

目前应用于特应性皮炎的生物制剂有哪些

白细胞介素 4 抗体(IL-4)，白细胞介素 13 抗体(IL-13)，白细胞介素 31 抗体(IL-31)，胸腺基质淋巴生成素抗体(TSLP)。

白细胞介素 4 抗体的作用机制是什么

白细胞介素 4 抗体(IL-4)是一种典型的 Th2 型细胞因子，可诱导原始 Th0 淋巴细胞向 Th2 极化，进而由 Th2 细胞分泌，也可由嗜碱性粒细胞和自然杀伤性 T 细胞分泌。有报道显示，IL-4 的分泌与 AD 急性炎症，尤其是过敏源特异性免疫反应机制的病理生理相关。例如，室内尘螨特异性 T 细胞在特应性皮炎病程中分泌大量 IL-4。草花粉致敏的患者在草花粉暴露后出现明显的特应性皮炎发作症状，也可以观察到血清 IL-4 水平显著升高，此外，IL-4 诱导丝聚蛋白表达显著降低，在特应性皮炎患者皮肤屏障功能的损害也起重要作用。

IL-4 除了与 IL-4 受体结合外，还可以和 IL-13 受体结合，两

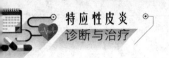

者共享 a 亚基链。因此, IL-13 与 IL-4 可共同介导包括 JAK-ATAT 通路等多种免疫信号功能。度普利尤单抗(Dupilumab)是一种针对 IL-4 受体的人源单克隆抗体(mAb)注射剂,可同时抑制 IL-4 和 IL-13 的信号传递。

度普利尤单抗临床如何应用

推荐成人患者使用本品的初始剂量为 600 mg(300 mg 注射 2 次),继以每 2 周 1 次给予 300 mg,皮下注射给药。

开始度普利尤单抗治疗前是否需要进行相关检查

基于迄今为止 AD 中所有度普利尤单抗(Dupilumab)临床项目的结果,不要求在开始 Dupilumab 治疗前进行血液检查、肝炎、HIV 或结核病检测或肿瘤筛查。

应用度普利尤单抗治疗最常见的不良事件是什么

最常见不良事件为注射部位反应、眼部相关疾病(包括结膜炎、睑缘炎、角膜炎、干眼和眼部瘙痒)、其他单纯疱疹病毒感染和口腔疱疹。

白细胞介素 13 抗体的作用机制是什么

白细胞介素 13 抗体(IL-13)是 T 淋巴细胞分泌的一种主要的 2 型细胞因子,在特应性皮炎患者的血液和皮肤中都有较高表达。此外,IL-13 被认为是 2 型炎症的关键细胞因子,对多种细胞(T 细胞除外)有多种影响。目前在特应性皮炎治疗中已经研究了 Lebrikizumab 单抗与度普利尤单抗两种针对 IL-13 的抗体。

白细胞介素 31 抗体的作用机制是什么

白细胞介素 31 抗体(IL-31)是一种在 AD 发病机制中具有多功能的促炎细胞因子。IL-31 及其功能的检测进一步阐明了 AD 炎症性皮肤瘙痒症状的复杂发病机制,葡萄球菌外毒素诱导了 IL-31,因此该细胞因子也可能参与金黄色葡萄球菌相关的皮肤炎症。IL-31 是角质形成细胞的炎症细胞因子,人体器官型皮肤模型的数据表明,IL-31 对角质形成细胞分化和 filaggrin 表达有干扰作用。因此,IL-31 可能是特应性皮炎患者皮肤屏障功能受损的原因之一。

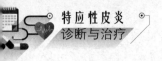
胸腺基质淋巴生成素抗体的
作用机制是什么

胸腺基质淋巴生成素抗体(TSLP)是一种上皮细胞来源的细胞因子,在炎症刺激下产生。TSLP 激活的 DCs(树突状细胞)诱导产生 Th2 细胞因子、IL-4、IL-5、IL-13 和肿瘤坏死因子-α。TSLP 可能是控制与 AD 相关的皮肤屏障免疫调节关键靶点,AD 发病机制与这些 Th2 下游细胞因子和免疫调节蛋白相关。Tezepelumab 是一种完整的人类免疫球蛋白 G2 λ 单克隆抗体,可以特异性地结合 TSLP 并阻止其与受体复合物的相互作用。

目前应用于特应性皮炎的小分子靶向药有哪些

1. 口服 JAK 抑制剂　Janus 激酶(Janus kinase，JAK)抑制剂可以阻断多种参与免疫应答和炎症因子信号传递。包括了托法替尼和巴瑞替尼。

2. PDE-4 抑制剂

什么是 Janus 酪氨酸激酶抑制剂

Janus 酪氨酸激酶(Janus kinase，JAK)信号转导及转录激活因子（Signal Transducer and Activator of Transcription, STAT）信号通路是机体内重要的细胞内信号传导通路，细胞因子在细胞膜上有相应的受体，这些受体本身不具有激酶活性，但是细胞内有 JAK 的结合位点，配体与细胞表面受体结合后激活 JAK，二聚体 JAK 发生磷酸化与 STAT 蛋白结合，使 STAT 磷酸化形成二聚体 STAT，进入到细胞核与靶基因结合调控基因的转录。JAK 家族包括 JAK1、JAK2、JAK3、TYK2，STAT 家族包括 STAT1、STAT2、STAT3、STAT5A/B、STAT6。JAK-STAT 通路通过活化 Th2 细胞、活化嗜酸性粒细胞、使 B 细胞成熟和抑制调节性 T 细胞在 AD 的免疫失调中起作用。

JAK 抑制剂的安全性如何

JAK 抑制剂与一些生物制剂的安全性相当，患肺结核及带状疱疹的风险略有增加，但最常见的不良反应是鼻咽炎和上呼吸道感染。研究中可出现血清肌酸磷酸激酶轻度升高以及一过性的血象变化。值得注意的是，使用 JAK 抑制剂并没有增加恶性肿瘤的风险。迄今为止，特应性皮炎患者中无结核、带状疱疹或恶性肿瘤风险增加的报道。

什么是磷酸二酯酶-4 抑制剂

磷酸二酯酶（phospho diesterase, PDE）是一类可以水解环

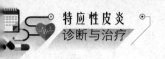

磷酸腺苷(cyclic adenosine monophosphate，cAMP)和环磷酸鸟苷(cyclic guanosine monophosphate，cGMP)的酶。cAMP 和 cGMP 是细胞内重要的第二信使,在各种细胞外信号引起的生物学反应中起作用。PDE 家族由 11 个成员组成,其中 PDE-4 是 cAMP 的特异性水解酶。而 cAMP 可激活蛋白激酶 A(protein kinase A，PKA),PKA 通过磷酸化 cAMP 反应元件结合蛋白(cAMP response element binding protein，CREB)促进抗炎介质 IL-10 产生,也可抑制活化 B 细胞核因子 kappa 轻链增强子(nuclear factor kappa-light-chain-enhancer of activated B cells，NF-κB)的活性减少炎症介质的释放。

(陈福娟　高芸璐)

特应性皮炎的治疗——中医疗法

特应性皮炎的中医病因病机是什么

特应性皮炎又名特应性湿疹，是一种慢性、复发性、炎症性皮肤病。其临床特点为湿疹样皮疹，伴剧烈瘙痒，反复发作，患者常合并过敏性鼻炎、哮喘等其他特应性疾病。目前认为主要与遗传、环境、免疫、生物因素有关。本病属于中医学的"四弯风""胎疮"等范畴。如清朝《医宗金鉴》记载："此证生在两腿弯、脚弯，每月一发，形如风癣，属风邪袭人腠理而成。其痒无度，搔破津水，性如湿癣。"及"胎疮，此证生婴儿头顶，或生眉端，又名奶癣"。

特应性皮炎多由禀赋不耐，胎毒遗热，外感淫邪，饮食失调，致心火过胜，脾虚失运而发病。婴儿期以心火为主，因胎毒遗热，郁而化火，火郁肌肤而致。儿童期以心火脾虚交织互见为主，因心火扰神，脾虚失运，湿热蕴结肌肤而致。青少年和成人期，因病久心火耗伤元气，脾虚气血生化乏源，血虚风燥，肌肤失养而致。

特应性皮炎如何进行辨证论治

特应性皮炎的病情具有年龄阶段性，常迁延反复发作。可

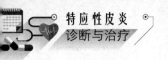
围绕年龄分期,皮损特点和瘙痒程度,以及整体状况进行辨证论
治。根据中华中医药学会皮肤科专业委员会《特应性皮炎中医
诊疗方案专家共识》(2013 年),特应性皮炎可按照证型辨证论
治,如下:

1. **心脾积热证(本型常见于婴儿期)**

证候:脸部红斑、丘疹、脱屑或头皮黄色痂皮,伴糜烂渗液,
有时蔓延到躯干和四肢,哭闹不安,可伴有大便干结,小便短赤。
指纹呈紫色达气关或脉数。

治法:清心导赤。

方药:三心导赤饮加减:连翘 3 g、栀子 3 g、莲子心 3 g、玄参
3 g、生地黄 5 g、车前子 5 g、蝉蜕 3 g、灯芯草 3 g、甘草 3 g、茯苓 5 g。

加减:面部红斑明显酌加黄芩、白茅根、水牛角(先煎),瘙痒
明显酌加白鲜皮,大便干结酌加火麻仁、莱菔子,哭闹不安酌加
钩藤、牡蛎。药物用量可参照年龄和体质量酌情增减。

2. **心火脾虚证(本型常见于儿童反复发作的急性期)**

证候:面部、颈部、肘窝、腘窝或躯干等部位反复发作的红
斑、水肿,或丘疱疹、水疱,或有渗液,瘙痒明显,烦躁不安,眠
差,纳呆,舌尖红,脉偏数。本型常见于儿童反复发作的急
性期。

治法:清心培土。

方药:清心培土方加减:淡竹叶 10 g、连翘 10 g、灯芯草 10 g、
生地黄 10 g、白术 10 g、山药 15 g、薏苡仁 15 g、钩藤 10 g、牡蛎
15 g(先煎)、防风 10 g、甘草 5 g。

加减:皮损鲜红酌加水牛角(先煎)、栀子、牡丹皮,瘙痒明显

酌加苦参、白鲜皮、地肤子,眠差酌加龙齿(先煎)、珍珠母(先煎)、合欢皮。药物用量可参照年龄和体质量酌情增减。

3. **脾虚蕴湿证(本型常见于婴儿和儿童反复发作的稳定期)**

证候:四肢或其他部位散在的丘疹、丘疱疹、水疱,倦怠乏力,食欲不振,大便溏稀,舌质淡,苔白腻,脉缓或指纹色淡。

治法:健脾渗湿

方药:小儿化湿汤加减:苍术10 g、茯苓10 g、炒麦芽10 g、陈皮3 g、泽泻10 g、滑石10 g、甘草3 g、炒白术10 g、炒薏苡仁10 g。

加减:皮损渗出酌加萆薢、茵陈、马齿苋;纳差酌加鸡内金、谷芽、山药;腹泻酌加伏龙肝、炒黄连。药物用量可参照年龄和体质量酌情增减。

4. **血虚风燥证(本型常见于青少年和成人期反复发作的稳定期)**

证候:皮肤干燥,肘窝、腘窝常见苔藓样变,躯干、四肢可见结节性痒疹,继发抓痕,瘙痒剧烈,面色苍白,形体偏瘦,眠差,大便偏干,舌质偏淡,脉弦细。

治法:养血祛风

方药:当归饮子加减:黄芪10 g、生地黄10 g、熟地黄10 g、白芍10 g、当归10 g、川芎5 g、何首乌10 g、白蒺藜10 g、荆芥10 g、防风10 g。

加减:皮肤干燥明显酌加沙参、麦冬、石斛;情绪急躁酌加钩藤、牡蛎(先煎);眠差酌加龙齿(先煎)、珍珠末(冲服)、百合。药物用量可参照年龄和体质量酌情增减。

特应性皮炎常用的口服中成药有哪些

1. 荆肤止痒颗粒

成分:荆芥、地肤子、防风、野菊花、鱼腥草、茯苓、山楂(炒焦)。

适应证:祛风、除湿、清热解毒、止痒。适用于儿童期、成人期湿热证。

2. 防风通圣丸

成分:防风、荆芥穗、薄荷、麻黄、大黄、芒硝、栀子、滑石、桔梗、石膏、川芎、当归、白芍、黄芩、连翘、甘草、白术(炒)。

适应证:解表通里,清热解毒。适用于体质结实,热毒蕴肤者。

3. 参苓白术丸

成分:人参、茯苓、麸炒白术、山药、炒白扁豆、莲子、麸炒薏苡仁、砂仁、桔梗、甘草。

适应证:健脾、益气。适用于脾虚湿蕴证。

4. 润燥止痒胶囊

成分:何首乌、制何首乌、生地黄、桑叶、苦参、红活麻。

适应证:养血滋阴、祛风止痒、润肠通便。适用于血虚风燥。

特应性皮炎的中药外用制剂该如何使用

特应性皮炎不同阶段的皮损有不同表现,故需根据各期不同的皮损特点,选用不同的中药外用制剂。以红斑、丘疹为主,伴少量小水疱者可外擦三黄洗剂等。以红肿、糜烂、渗出为主者,在湿敷间隔期可外搽 5％～10％甘草油、紫草油或青黛油等。以干燥、脱屑、肥厚苔藓样皮损为主者,可选用5％～10％黄连软膏、复方蛇脂软膏等外搽。

特应性皮炎的中医外治法有哪些

中医外治法治疗特应性皮炎有确切的疗效,有 Meta 分析指出其有效率和痊愈率明显优于相对于西医对照组,而不良反应发生率及复发率也较低。特应性皮炎常用的中医外治疗法如下:

1. 药浴疗法

药浴疗法作为皮肤科常用的中医外治法之一,历史悠久,其历史最早可追溯到 3 000 多年前的殷商时期,经过数千年的发展,其理论更加完善。药浴疗法以中医的整体观念和辨证论治为指导,应用较为广泛。清朝吴师机所著《理瀹骈文》根据药浴的不同形式,将药浴分为熏、洗、沐、浴、浸、浇、喷、淋八法。临床上,皮肤科常用的为湿敷、熏蒸、浸浴、淋洗等。

(1) 湿敷疗法,又称为溻渍疗法,是一种将药物煎汤,敷料浸湿药液贴敷患处的治疗方法。具有清热解毒、消肿止痛、活血通络、祛风止痒、清洁创面、抑制渗出等作用。该法常应用于特应性皮炎急性渗出期。

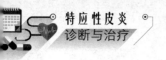
（2）浸浴疗法，又称为水疗，是一种将中药煎汤洗浴患者全身和局部，使药物透过皮肤、孔窍、腧穴等部位直接吸收，进入经脉血络，输布全身的治疗方法。具有疏通经络、调和气血、解毒化瘀、扶正祛邪。

（3）熏蒸疗法，又称为汽浴疗法，是一种配置好的药液经煎煮产生中药药汽，并送至熏蒸太空舱的治疗方法。利用皮肤吸收、渗透、排泄作用的特性，使药物渗透吸收，促进血液循环、松弛经络，达到消炎、杀菌等作用。

（4）淋洗疗法，是一种将药液喷淋患部或全身的治疗方法。利用喷淋的药液刺激作用和冲洗作用，促使患处气血流畅，疏通经络、祛除秽物，达到消肿散结、化瘀止痛及清洁创面等目的。

临床上，根据特应性皮炎不同的皮损，可选择不同的药浴疗法。①潮红、丘疹、丘疱疹、无渗液的皮损：可选用黄精 15 g，金银花 15 g，甘草 15 g 加水 2 000 mL，水煎至 1 500 mL，待冷却后取适量外洗。每次外洗 10～20 分钟，每天 1～2 次。注意室温维持在 22 ℃以上。②红肿、糜烂、渗出的皮损：可选用黄精 15 g，金银花 30 g，甘草 15 g 加水 2 000 mL，水煎至 1 500 mL，待冷却后取适量外洗和间歇性开放性冷湿敷。糜烂、渗出明显时，可选用清热解毒收敛的中药黄檗、生地榆、马齿苋、野菊花等水煎作间歇性开放性冷湿敷。湿敷时，用 6～8 层纱布浸入药液中，温度在 10 ℃，待吸透药液后取出，拧至不滴水为度，随即敷于患处，使其于皮损紧密接触，每隔 10 min 更换 1 次湿敷纱布，更换时应将纱布取下重新浸泡于药液中，不可直接往纱布上滴水，更换 2～3 次即可。③干燥、肥厚、苔藓样变的皮损：常用药物有土茯苓、当归、桃仁、金银花、艾叶、野菊花、鸡血藤、生地黄、蛇床子、徐长卿、地肤子、荆芥、防风等。处方可选用土茯苓、当归、鸡血藤、荆芥、透骨草、地肤子、艾叶各 20 g。

对于皮损局限及泛发均可采用浸浴疗法，可将上述药物加水煎煮，文火连续煎煮 2 次，滤出 5 L 药液，将药液倒入浴桶或浴缸中，加温水 50 L 左右，调整水温 38～40 ℃，使患者的躯体及四肢浸于药液中，每日 1 次，每次 20 分钟左右，室温控制在 22 ℃以上。

对于皮损泛发者，也可选择熏蒸疗法。将需煎煮的中药装入袋中，并用绳子把药袋口扎紧，放入塑料盆内加温水浸泡半小时后，将药袋和水一起放入蒸锅内，再加入适当的水，盖紧锅盖。接通电源，打开总开关，设定各参数，当舱内温度达到 37 ℃后，患者脱去外衣，换上专用衣裤，将治疗舱体立姿，患者在立姿状态下进入治疗熏蒸舱，双下肢放在舱体两侧，合上治疗舱盖，头部暴露于治疗舱外，颈部用毛巾围裹。治疗温度控制在 37～42 ℃，治疗时间在 15～20 min。治疗达到设定时间，协助患者出舱，擦干皮肤，涂抹保湿剂后更衣休息片刻后再到室外。可每日或隔日治疗 1 次。

2. 拔罐疗法

拔罐疗法是以罐为工具，利用燃烧、抽吸、蒸汽等方法造成罐内负压，使罐吸附于腧穴或体表的一定部位，以产生良性刺激，达到调整机体功能，防治疾病。中医认为，拔罐疗法具有温经通络、行气活血、消肿止痛、祛风散寒、吸毒拔脓等作用。其历经了数千年的发展，其优点为简、便、廉、验、速、不良反应小等，

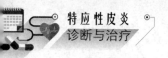

广泛应用于各科临床实践中,疗效显著。临床拔罐时,可根据不同的病情及辨证,选用不用的拔罐疗法,常用的拔罐疗法有以下几种:

(1) 留罐法,又称坐罐,是拔罐疗法中最常用的一种方法,即将罐吸附于体表后,使罐吸拔留置于施术部位 10～15 min,然后将罐起下。大罐吸拔力强可适当减少留罐时间,夏季留罐时间也不宜过长,以免起疱损伤皮肤。可根据病变范围分别采用单罐或多罐法。

(2) 走罐法,亦称推罐法,一般用于面积较大、肌肉丰厚的部位,如腰背部、大腿等处。罐口要求平滑厚实,最好选用玻璃罐,拔罐时现在罐口涂抹一层润滑油脂或在走罐所经皮肤上涂以润滑油脂,将罐吸拔后,医者以一手握住罐,稍倾斜,即罐的后边着力,前边略提起,沿一定路线,向上、下或左、右需要拔的部位,往返推动,直至相应部位皮肤潮红充血。

(3) 闪罐法,在特定的腧穴上将罐拔住后,立即起下,如此反复多次地拔住起下,起下拔住,直至皮肤潮红为度。本法适用于肌肉比较松弛、吸拔不紧或留罐有困难处。闪罐法操作时一般采用闪火法,所用的罐不宜过大。

(4) 刺络拔罐法,又称刺血拔罐,即在应拔部位的皮肤消毒后,用三棱针点刺出血或用皮肤疹叩打后,刺破小血管,使之轻微出血,再将火罐吸拔于点刺的部位,使之出血,以加强出刺血治疗的作用。一般刺血后拔罐留置 10～15 min。

临床上,以特应性皮炎辨证分型为依据,可选择不同的拔罐疗法。①心脾积热证:选用刺络拔罐法。穴位可选取大椎、肺俞、膈俞、心俞等穴位或局部皮损处,交替选择;选用留罐法,穴位可选取背俞穴,肺俞、膈俞、心俞、脾俞等穴位。刺络拔罐法隔日 1 次,2～3 次为 1 个疗程;留罐法每日 1 次,5～7 次为 1 个疗程。②心火脾虚证:选用闪罐法。穴位可选取大椎穴、心俞、脾俞和局部皮损;闪罐法每日 1 次,3～5 天为 1 个疗程。③脾虚蕴湿证:选用留罐法,穴位可选取肺俞、膈俞、脾俞、肾俞等穴位。选用闪罐法。穴位可选取神阙穴。留罐法每日 1 次,5～7 次为 1 个疗程;闪罐法每日 1 次,3～5 天为 1 个疗程。④血虚风燥证选用留罐法,穴位可选取肺俞、脾俞、肾俞、血海等穴位。选用走罐法,可选取局部皮损处。留罐法每日 1 次,5～7 次为 1 个疗程;走罐法,每日 1 次,5～7 次为 1 个疗程。

3. 针刺、电针疗法

针刺疗法是通过选用合适规格的针,配合不同的针刺手法刺激相应的腧穴和经络,以达到祛风清热、通经活血、调整阴阳的目的。电针疗法是在传统针刺腧穴的基础上,结合电刺激,通过叠加多种频率、模式的脉冲电流以增强疗效的现代针灸疗法。可留针 20～30 min 后起针,每周 3 次,3～4 周为 1 个疗程。

临床常选曲池、血海二穴合用治疗特应性皮炎。曲池是手阳明大肠经多的合穴,具有疏风解表、调气和血的作用;血海为足太阴脾经腧穴,为血会,具有理气和血、疏风除湿的作用;两穴相配具有行气活血、祛风养血、和营润燥、清热解表等作用。也可选内关、关元、足三里、阴陵泉等其他体穴,具体根据临床上特应性皮炎患者的症状、体征等进行辨证论治,并根据兼证,随证加减进行选穴。

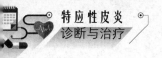
4. 灸法

灸法是指将艾绒、药物或者其他灸材料点燃后放置在腧穴或者病变部位进行熏灼或温熨,通过温热刺激以及药物的作用,调整经络脏腑功能,达到防治疾病的一种方法。《说文解字》说:"灸,灼也,从火音灸,灸乃治病之法,以艾燃火,按而灼也。"《黄帝内经》记载:"针所不为,灸之所宜",突出了灸法的重要作用。有报道采用灸法治疗特应性皮炎,将防风、蝉蜕、白鲜皮、地肤子、蛇床子、黄檗、苍术各等量研末装瓶,使用时用上等陈醋把上述药末调成糊状,制成药饼,操作时将药饼贴于患处,然后点燃艾条隔药饼熏灸,以患者感觉患部有热感、能耐受为度,药饼干后用陈醋润湿再用。每次治疗 30 min,2 天 1 次,7 次为 1 个疗程,疗程间休息 4 天,再进行下 1 个疗程。

5. 埋线疗法

埋线疗法是以脏腑气血经络理论为基础,把可吸收线体埋植在相应腧穴和特定部位,利用其对穴位持续刺激作用,调整脏腑气血功能,祛除致病原因,达到治疗疾病的目的。埋线疗法集针刺、刺血、留针为一体,具有操作简单,刺激持久,疗效显著、患者依从性强的特点。临床上治疗特应性皮炎可选取曲池、血海、足三里等穴位,具体根据临床上特应性皮炎患者的症状、体征等进行辨证论治,并根据兼证,随证加减选取穴位。治疗可每 2 周 1 次,3 次为一个疗程。

6. 耳穴疗法

耳穴疗法通过耳郭诊断和防治疾病,具有操作简单、用途广、经济、安全等优点。耳穴是指分布在耳郭上与脏腑经络、组织器官、四肢躯干相互沟通的特定区域。当人体发生疾病时,常会在耳穴出现"阳性反应",如压痛、变形、变色等,这些反应点是耳穴治疗疾病的刺激点。所以我们可以通过耳郭的观测来诊断疾病和了解机体健康情况,也可以通过耳穴贴压或者耳针等方式,刺激耳穴来疏通经络,调节脏腑气血功能,促进机体阴阳平衡,起到预防和治疗疾病及养生保健的作用。

耳穴的刺激方法较多,有压丸法、埋针法、毫针法等方法。压丸法是在耳穴表面贴敷王不留行籽或磁珠等,并间歇按揉的一种简易疗法。每日自行按压 3～5 次,以局部微痛发热为度,每次每穴按压 30～60 秒,3～7 日更换一次,双耳交替。埋针法是将皮内针埋入耳穴以治疗疾病的方法,每次留针为 3～5 日,留针期间,可间歇用手法按压埋针处 1～2 min,以加强刺激,提高疗效。毫针法是利用毫针针刺耳穴,治疗疾病的一种方法。耳毫针的留针时间一般为 15～30 min,也可在针刺获得针感后,接上电针仪,采用耳电针法,通电时间一般以 10～20 min 为宜。在特应性皮炎的治疗中,耳穴疗法最常用压丸法,可选取心、神门、肾上腺、肺等耳穴,具体根据临床上患者的症状、体征等进行辨证论治,并根据兼证,随证加减选取耳穴。

7. 推拿疗法

推拿疗法作为一种非药物的自然疗法,是在人体经络、腧穴处施行补泻手法,从而疏通气血、调和脏腑、扶正祛邪,达到祛除肌表风湿热毒诸邪的目的。此法相对于针灸疗法痛苦更小,患者接受度高,适宜于年龄较小患儿。可将保湿润肤基础治疗与推拿疗法相结合。发作期基本手法:清天河水,揉中脘,沿两侧膀

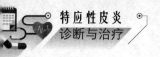
胱经抚背;缓解期基本手法:摩腹,捏脊,揉按足三里。12岁以下儿童推拿穴位的速度和时间以150～200次/min、5～15 min/次为宜,再根据患儿年龄大小、病情轻重,酌情加减推拿次数和操作时间。12岁以上的青少年或成人则配合选用成人推拿手法,结合体穴进行治疗。在推拿、按摩治疗时借助橄榄油、山茶油等润肤保湿剂,成为全身润肤基础治疗的一部分。推拿手法时应注意避免接触肿胀、糜烂、渗液等皮损。

(李星子　李斌)

特应性皮炎的治疗——紫外线光疗

什么是光疗 ⊃

特应性皮炎的治疗主要包括非药物干预,包括避免激发因素和外用保湿剂,药物干预包括外用药物、光疗、口服系统药物和生物制剂。

外用药物主要包括外用糖皮质激素和钙调磷酸酶抑制剂,对于严重的病例,可采用系统治疗。近几十年研究发现,紫外线光疗是治疗特应性皮炎的有效手段之一。光疗是利用光辐射来治疗疾病的一种方法,用来治疗许多皮肤病,包括银屑病、痤疮和特应性皮炎等。

紫外线能通过诱导免疫耐受,诱导皮肤 T 细胞凋亡,抑制 Langerhans 细胞抗原提呈,增加角质层厚度,减少细菌在皮肤表面的定植发挥治疗作用。

紫外线光疗的发展史 ⊃

紫外线光疗起源于 19 世纪 90 年代,最早用于治疗严重的银屑病。

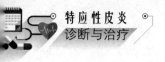
光疗的种类包括自然光、窄谱 UVB（NB-UVB，311～313 nm）、宽谱 UVB（BB-UVB，280～315 nm）、UVA（315～400 nm）、UVA1（340～400 nm）、冷光 UVA1、UVAB（280～400 nm）、体外光分离置换和 308 nm 准分子激光治疗等。

人们发现在紫外线较强的海边，特应性皮炎患者的皮损在夏季有自发缓解的现象，故此推断紫外线可能对特应性皮炎患者有治疗作用。1978 年，Morison 首先报道了口服补骨脂素联合紫外线照射可有效治疗严重顽固的特应性皮炎。

紫外线的治疗特应性皮炎的机制

紫外线通过多种途径治疗特应性皮炎，主要作用于局部皮损影响皮肤内浸润的免疫细胞、诱导 T 细胞发生凋亡、增加活性氧、抑制钙调磷酸酶活性、影响促炎细胞因子水平和改善表皮分化等发挥抗感染作用而达到治疗目的来发挥治疗作用。

1. 靶向皮肤炎症细胞，在 T 细胞中通过产生超氧化物、单态氧等活性氧，诱导皮肤浸润性 T 细胞和未成熟肥大细胞凋亡，抑制朗格汉斯细胞的抗原提呈功能。

2. 在朗汉斯细胞、B 细胞、T 细胞、嗜酸性粒细胞、嗜碱性粒细胞表面表达胸腺基质淋巴细胞生成素受体发挥作用。

3. 钙调磷酸酶的关系钙调磷酸酶是一种钙依赖的磷酸酶，其参与信号传递，在免疫应答调控中起重要作用，是移植排斥和许多炎症性皮肤病的主要治疗靶点，在特应性皮炎治疗中发挥重要作用。通过抑制钙调神经磷酸酶活性、肿瘤坏死因子-α、白介素-12、干扰素-γ 和细胞间黏附因子-1 的合成和释放,诱导免疫抑制。

4. 增加皮肤胶原蛋白的合成。

5. 诱导表皮分化正常化,增加皮肤屏障蛋白表达,增厚角质层。

6. 减少金黄色葡萄球菌和糠秕孢子菌在皮肤上的定植,减少金黄色葡萄球菌超抗原的产生,改变皮肤微生物肽 mRNA 的表达。

紫外线治疗在特应性皮炎中的地位

光疗一般作为特应性皮炎的二线治疗,美国皮肤病学会的《特应性皮炎治疗护理指南》评估了光疗的证据,得出紫外线治疗是作为特应性皮炎的二线治疗,适用于一线治疗失败特应性皮炎的紫外线照射治疗推荐级别为 B 级,证据级别为 II 级。家庭光疗的推荐级别为 C 级,证据级别为 III 级。

大多数指南提及光疗可能增加皮肤癌的风险,但"欧洲指南"指出相关证据不足。"中国指南"建议光疗之后使用润肤剂预防不良反应。"AAD 指南""欧洲指南"建议在光疗开始时,联合使用糖皮质激素和保湿霜以防止疾病复发。"AAD 指南""中国指南"均指出光疗不宜与钙调磷酸酶抑制剂联合。

特应性皮炎的紫外线治疗方案根据患者的具体情况制订,

实施光疗要充分考虑特应性皮炎患者病情严重度、患者一般状态、皮损分布部位、皮肤类型、皮肤癌病史和光敏史等。近几年，在临床应用中最常用治疗特应性皮炎的光疗方式为 UVA1 和 NB-UVB。

PUVA 治疗特应性皮炎的疗效如何

PUVA 是指将 UVA 与补骨脂素结合使用。8-甲氧沙林 (8-MOP)已被发现是一种极为有效的光敏剂，补骨脂素可以口服、局部涂抹或沐浴。一项比较 PUVA 浴疗法和 NB-UVB 疗法的随机试验没有发现二者疗效任何显著差异。另一项研究将 UV-A1 与口服 5-甲氧沙林(5-MOP)PUVA 疗法进行比较，结果显示，与 PUVA 疗法相比，UV-A1 疗法的缓解时间更长，特应性皮炎评分改善更高。此外，PUVA 疗法已被证明具有致突变性，因此 PUVA 疗法只能短期使用。

BB-UVB 治疗特应性皮炎的疗效如何

BB-UVB 光疗已成功用于治疗特应性皮炎多年。剂量为 0.5～1.0 MED 的 BB-UVB 明显比自然光更有效。一般开始 BB-UVB 治疗时，剂量较低，随着疾病难以治疗，剂量逐渐增加。

308 nm 准分子激光治疗特应性皮炎的疗效如何

单色准分子光在 20 世纪 90 年代末开始使用,患者仅需每7～15 天治疗一次,可提高患者的依从性和生活质量。准分子激光仅针对皮损区域,从而降低了不良事件的潜在风险。单色准分子光被发现在银屑病中比 NB-UVB 更有效,但是不适用于皮损面积较大的患者,应根据具体情况决定。

UV-AB 治疗特应性皮炎的疗效如何

UV-AB 是指 UVA/UVB 组合光疗,可通过发射辐照光谱包括两种波长的管或同时或串联组合 UVA 和 UVB 管来实施,UV-AB 疗法被证明比 BB-UVB 更有效。

NB-UVB 治疗特应性皮炎的疗效如何

自 1990 年左右以来,NB-UVB 已成功地用于治疗特应性皮炎。NB-UVB 发射波长在 311 nm 和 313 nm 之间,不包括短波UVB 辐射。如今,由于 NB-UVB 疗法的有效性、安全性和便捷性,它被大多数医生认为是一线治疗光疗方式。

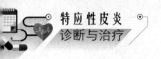
NB-UVB疗法已被证明可以改善 AD 评分,并减少局部皮质类固醇的使用,与 UVA 不同,NB-UV-B 辐射不能到达真皮,因此其作用仅限于表皮。由于 NB-UV-B 的穿透潜力有限,尽管有控制性,但被认为对慢性特应性皮炎更有效。

NB-UVB 如何治疗特应性皮炎

NB-UVB 治疗的起始剂量可基于皮肤光类型或最小红斑剂量(MED),建议每周 2 次或 3 次治疗,尽管每周 2 次的治疗和每周 3 次的治疗最终达到相同比例的清除率,但每周 2 次与每周 3 次治疗相比,治疗似乎需要大约 1.5 倍的时间才能清除皮损。频率大于每周 3 次几乎没有额外的益处,同时使患者暴露于更高的 UVB 辐射总剂量和更大的紫外线诱发红斑的风险。

在随后的治疗中,患者对光疗的反应是通过皮肤红斑的程度和持续时间以及可能的症状(刺痛、疼痛或瘙痒)来评估的皮肤红斑对 UVB 剂量的影响。

如最小红斑持续小于 24 小时,增加剂量 20%;如红斑持续 24～48 h,剂量保持在先前水平,直到红斑持续小于 24 h;红斑持续大于 48 h 停止一次治疗,随后剂量恢复到不会引起持续性红斑的较低剂量。

NB-UVB 治疗特应性皮炎的常规治疗方案是每周 3 次,持续 6 周。

UVA1 治疗特应性皮炎的疗效如何

目前常用的 UVA1 治疗仪有平卧式和站立式两种。治疗前应采集患者的全部病史,包括皮肤光分型、光过敏史、皮肤肿瘤家族史、光敏感药物和免疫抑制剂服药史等。在患者皮肤非暴露部位测定最小红斑量。

UVA1 治疗特应性皮炎有哪些方案

UVA1 使用较低频率的 UVA 光谱,在 340~400 nm 之间,最初是为了避免了 UVA2 辐射(320~340 nm)的不利影响而发明的。UVA1 在特应性皮炎治疗中是非常有效的,并且在一些研究中比 UV-AB 更有效,研究表明其与氟可的龙局部治疗一样有效。高剂量 UVA-1 治疗可能导致患者热不耐受和大量出汗,限制了其应用。

对于 UVA1 治疗剂量的最常见分类标准为:低剂量($20\sim40\ J/cm^2$)、中剂量($40\sim80\ J/cm^2$)、大剂量($80\sim120\ J/cm^2$)。通常的治疗计划为每周 3~5 次,治疗 3~8 周。

由于高剂量或中剂量的 UVA1 在疗效或复发时间方面没有显著差异,因此,中剂量的 UVA1 使用应优先于高剂量,以减少不良反应并提高耐受性。低剂量 UVA1 已被证明没有那么有

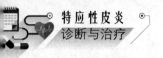
效,因此几乎不被使用。

NB-UVB 与 UVA1 如何选择

UVB 照射局限于表皮层,不能到达真皮,适合治疗慢性期特应性皮炎。UVA1 可穿透表皮层到真皮和浅表血管丛,故 UVA1 可有效治疗急性期特应性皮炎一些研究相继发现,窄谱 UVB 照射可有效治疗成人重度特应性皮炎,有效性为 68%～93%,治疗周期为 8～12 周。UVA1 则起效比较迅速,通常在第 6 次治疗后就显示出较好的疗效,但是由于局部热效应限制了其临床应用。

《中国特应性皮炎诊疗指南(2020 版)》在紫外线治疗的适应证方面提出,优先选择安全有效的窄谱中波紫外线(NB-UVB)和中大剂量长波紫外线(UVA)1 治疗,可以配合外用糖皮质激素及润肤剂或保湿剂提高疗效。

新版指南特别指出 NB-UVB 不推荐用于急性发作期治疗,而 UVA1 可用于急性期控制症状。

UVA1 与其他光疗方法相比,有更高的最小红斑量,常大于 130 J/cm^2,造成的光损伤更少,安全性更高。故对于皮肤敏感性高、耐受性差、胃肠道不适等特应性皮炎患者可考虑选用 UVA1 治疗。

特应性皮炎患儿如何进行紫外线疗法 ⊃

研究发现在儿童和青少年中能够安全有效地使用 UVA 和 UVB 光疗,因此,光疗作为对局部治疗无反应的特应性皮炎儿童的治疗是合适的,波长的选择和治疗应因人而异。

《美国皮肤病学会指南》、"欧洲指南"认为 NB-UVB 对儿童是安全有效的,《美国皮肤病学会指南》还推荐儿童尝试 UVA1。

然而,成功地治疗儿童患者,还必须预测和解决其他心理社会因素,对于儿童,灯和机器可能会让他们感到害怕。再加上目前还没有已知的研究报告使用光疗治疗特应性皮炎患儿的长期后果,《中国特应性皮炎诊疗指南(2020 版)》将儿童使用全身紫外线疗法的年龄由 6 岁以上提高到 12 岁以上。

特应性皮炎患者应用紫外线疗法有哪些注意事项 ⊃

由于日光暴露加重症状的特应性皮炎患者不建议紫外线治疗,紫外线治疗不宜与外用钙调磷酸酶抑制剂联合。在治疗皮肤白皙患者、有皮肤恶性肿瘤个人或家族病史的患者时应谨慎。光疗的使用依赖于合格的人员和足够高的患者依从性,所有形式的光疗都应在精通光疗技术的医生的指导和持续监督下进行。

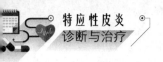

紫外线疗法的安全性如何

光疗通常安全性和耐受性良好,光疗的不良反应与不同波长光的皮肤渗透有关,最主要的反应是红斑反应,其他常见的不良反应包括轻度损伤、干燥、红斑、光化性角化病、晒伤和压痛等。

据报道,UVB照射可能有一定的诱发致癌风险,非黑色素瘤(基底细胞癌、鳞状细胞癌)和黑色素瘤。一项研究对1 908例接受窄波段UVB照射的患者进行了随访。经过4年的随访,基底细胞癌的发病率翻了一番,但鳞状细胞癌和黑色素瘤的发病率没有增加,考虑到长期紫外线照射的致癌风险,对于紫外线的长期治疗需要谨慎。

UVA1导致的不良反应分为急性和慢性。最常见的急性不良反应为皮肤色素沉着、红斑、干燥、瘙痒。少见的急性不良反应为激活单纯疱疹病毒,诱发胆碱能性荨麻疹等。慢性不良反应为可能的光致癌和光老化作用。

紫外线光疗治疗特应性皮炎有什么局限性

光疗的主要局限性是患者的依从性。此外,光疗还需要由专业人员实施,并且设备昂贵,对患者的经济承受能力、特殊设备的要求、人员的专业素养要求较高。毛发部位和皮肤皱褶由于照射不到而疗效不佳。

因此,专家建议接受光疗治疗的患者在紫外线治疗的前几周也应使用局部和(或)其他全身药物进行治疗。

什么样的患者可以选择光疗

光疗是一种安全有效的治疗特应性皮炎的方法,当患者部治疗失败时,可以作为二线治疗。光疗可作为特应性皮炎患者短期皮损或慢性病程的维持治疗,也可与一线治疗联合治疗。治疗方法的选择应充分考虑其实施的可行性、治疗费用、患者的皮肤类型等。

不同人群如何选择特应性皮炎的光疗类型

人工光源治疗特应性皮炎是有效的;NB-UVB 和 UVA1 优于自然光源;光疗的最佳选择是 UVA1 和 NB-UVB,其中 UVA1 能有效治疗急性特应性皮炎,NB-UVB 更推荐用于慢性特应性皮炎的维持治疗。妊娠期特应性皮炎患者以及儿童患者使用接受 NB-UVB 和 BB-UVB 治疗也是相对安全的,妊娠期妇女在治疗过程中应注意叶酸的补充。

（虞英媛　高芸璐）

健康中国·家有名医丛书
总书目

第一辑

1. 下肢血管病诊断与治疗
2. 甲状腺疾病诊断与治疗
3. 中风诊断与治疗
4. 肺炎诊断与治疗
5. 名医指导高血压治疗用药
6. 慢性支气管炎诊断与治疗
7. 痛风诊断与治疗
8. 肾衰竭尿毒症诊断与治疗
9. 甲状腺功能亢进诊断与治疗
10. 名医指导合理用药
11. 肾脏疾病诊断与治疗
12. 前列腺疾病诊断与治疗
13. 脂肪肝诊断与治疗
14. 糖尿病并发症诊断与治疗
15. 肿瘤化疗
16. 心脏疾病诊断与治疗
17. 血脂异常诊断与治疗
18. 名医教你看化验报告
19. 肥胖症诊断与治疗
20. 冠心病诊断与治疗
21. 糖尿病诊断与治疗

第二辑

1. 尿石症诊断与治疗
2. 子宫疾病诊断与治疗
3. 支气管哮喘诊断与治疗
4. 胃病诊断与治疗
5. 盆底疾病诊断与治疗
6. 胰腺疾病诊断与治疗
7. 抑郁症诊断与治疗
8. 绝经期疾病诊断与治疗
9. 银屑病诊断与治疗
10. 特应性皮炎诊断和治疗
11. 乙型肝炎、丙型肝炎诊断与治疗
12. 泌尿生殖系统感染性疾病诊断与治疗